醫學人文叢書系列 10

敘事醫學閱讀反思與寫作

# 助人,簡單且平凡

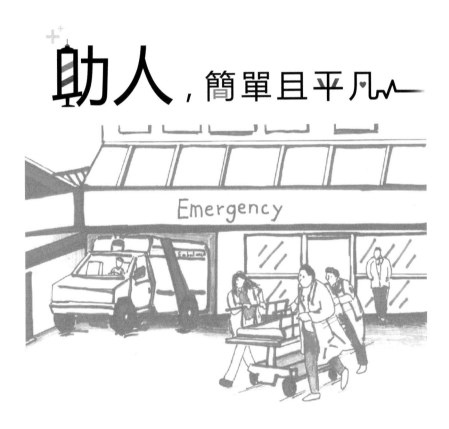

Emergency

王雅慧 編著

## 敘事醫學閱讀反思

# ▌ 編者序 ▐

　　不知是否因年過五十，隨著年齡的增長，常常腰背酸痛、關節疼痛、抽筋、板機指，又健忘、注意力不集中，更感莫名疲憊、不舒適、睡眠不足，再加編修文稿、撰寫論文等層層壓力下白髮增生、皮膚乾燥、皺紋無端地在我臉上落下痕跡……一條條加深加長的淚溝紋、法令紋、嘴角紋，才發現自己漸漸地呈現「老態」更失去原有的親和力，甚感無力！儘管努力保持正向思考，試著輕鬆以對並以平常心面對已邁進知天命之年，但清楚的是對於「耳順」與「從心所欲」之年的到來，個人著實是抗拒與不從的。

　　雖常常自我安慰年老的是容貌，年輕的是心態，卻總感覺中間落掉些啥麼？總覺蹊蹺，理不出個頭緒來，仔細推敲下，才發現除卻容貌、心態外，還有所謂的「樣貌」。才發現我早已漸漸失去我原本的樣貌，才發現在職場上的爾詐我虞與社會規訓下，我個人原有之樣貌、靈性與個人特質早已不復存在，更不復記憶原本的起心動念……想到於此，此時的我，戒慎恐懼──這才驚覺當我不再是「我」時，是多麼地讓我驚慌。

　　期待自己於未來能時時觀照自己的樣貌；探索自我生命意義與存在之價值，不斷超越自我，更繼續活出自我。當然，最重要的是：

　　我的樣貌，我定義。

# 敘事醫學反思寫作

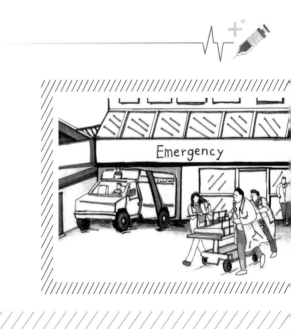

## ▌陪伴 ▌

　　我對於外公的記憶至今已經很模糊了，但我仍記得，小時候過年最愛回舅舅家，因為外公給我們這些孫子的紅包總是特別大包。而從小對於外公的印象就是他總是在喝酒抽菸，原本我對於他日日喝酒的行為很不解，一直到後來聽到媽媽的敘事，我才知道：自從外婆離世，外公整個人就失去了生活重心，就像是向日葵在沒有陽光的指引下，瞬間沒了向上成長的動力，整個人猶如被抽乾，委靡不振，因此整日藉由喝酒抽菸來消愁。也因如此，媽媽很小就承擔起家中的重擔，得照顧家中的兄弟姊妹。

　　因為長期的抽菸喝酒，外公的身體便產生了許多疾病，例如：腎衰竭、肝硬化、心血管病變等疾病。為了照顧外公，舅舅和阿姨們更是在醫院和家裡之間兩頭跑，因為外公不願待在醫院接受治療，堅持回家休養，因此生病後，外公也常在兩個舅舅家輪流居住。雖然疾病纏身，但外公卻仍不減喝酒次數，送急診的次數更多了，家人們對於這樣的情景也習以為常，但兄弟間的嫌隙也越加深了，雙方都不願意多花點時間照顧外公，兄弟間也有了比較心態。

　　還記得，有天放學回家，突然被告知外公離世，面對這樣的消息，還在讀小學的我和弟弟完全不知所措，而媽媽早已泣不成聲。後來聽聞，早晨舅舅前去探望時，外公突然咳血，最後倒在血泊中，臨走前還留下一句：「希望兄弟二人和睦。」當時的我，對於外公的離世沒有太多的感覺，只對於外公生病後仍不改喝酒抽菸的習慣感到不解。而長大後，回想起來，才驚覺或許那些行為只是想獲得

兒女的關注吧！

　　而我在看電影《姐姐的守護者》時，女主角<u>凱特</u>被診斷出罹患白血病，父母為了救她，利用醫學技術生下與其有完美基因配型的妹妹<u>安娜</u>。對於他們而言，妹妹的出生是姐姐生存的唯一希望，姊妹兩人也因此接受了無數的手術。而其中讓我印象很深刻的一幕是，凱特在病情復發時，大喊著：「我真的受夠了！」，並乞求父母帶她回家。這一幕使我聯想到外公當時生病的情景，頻繁的進出急診及住院已經讓他無法負荷，而醫院冰冷的氣息對於年事已高的他來說，無疑是更加的恐懼和排斥；或許也是外婆離世前的情景又再次清晰地被回想起來，外公對於摯愛的離世不願再多加回想，因此每進一次冷冰冰的醫院，對於外公而言，無疑是在他的傷口上反覆撒鹽。

　　世人皆說：「在死亡前，會有人生的跑馬燈出現。」在將死前，比起陌生冰冷的病床，我想這些即將離世的人更希望能夠在熟悉的家中，熟悉的溫度來感受並回顧這一生。而外公在離世前，也想回到熟悉的家中，和子女、孫子們團聚，並且也正在盡他身為父親的最後一項責任：讓兒女團結，使他們和睦，成為彼此的依靠。

　　對於親人的逝去，我們無法改變，但我們能夠做的就是更加珍惜身邊的親人朋友。人生當中難免會有遺憾，就像對於外公的離世，舅舅、阿姨們懷悔因為忙於工作，而疏忽了陪伴他們長大的父親；遺憾沒有趕在晚飯時間，坐上餐桌和父親聊聊生活；遺憾沒有和父親坐在家門口前小酌一下；更遺憾兄弟姐妹間沒有在父親生前時經常聚聚。我們不能改變過去，但我們能夠珍惜未來。因此舅舅、阿姨們在長輩們紛紛離世後，更加頻繁地聯繫，即便是大家坐在客廳中安靜地一起看電視，重要的不是非得做了什麼，而是和親人一同

享受相聚的時光。

　　「樹欲靜而風不止，子欲養而親不在」說的就是這樣的情景吧！尤其是現代社會高齡化的影響，不只是台灣，連同日本、歐洲地區紛紛有這樣的情景：子女因忙於事業，將年事已高的父母送往安養中心；或是請看護來代替家人照護。而我們在社會新聞上也不難看到年長者獨居家中發生意外或是傷亡的事件。近年來發生率也提高不少，我曾在新聞上看到，年長的父親因為要尋找多年不見的女兒，獨自收拾行李前往女兒家中，但卻苦苦聯絡不到，因此在女兒家門前淋上酒精自焚，儘管他們距離彼此僅僅不到幾步的腳程，而這幾步的腳程是最近也是最遙遠的距離，但卻從此天人永隔。也許有人會說安養機構或者專業看護的照顧會比較好，在安養中心裡老人家也可以彼此互相聊天作伴——我認為，儘管看護能夠和老人家形影不離、三餐準時提供並給予餵食、如廁衛浴能夠予以協助，但這些也比不過子女的一通電話或是幾句關心的話語。如同上述的新聞事件般，那位老翁的女兒或許很懊悔，懊悔若是當初接起父親的電話，就不會和父親從此天人永隔。

　　打從我們出生的那一刻起，父母無不殫精竭慮：從嬰兒時期，為我們把屎把尿，食物也是一口一口地慢慢餵食，一直到長大成人，依舊為我們操心、照顧起居。即便我們有了自己的家庭，在父母的心中我們永遠是孩子。當父母年事已高，他們其實也是回歸到我們孩童時期的模樣，需要孩子們的照料，但很多人會嫌棄，不願照顧父母，不願為他們換尿漬的床單或是沒耐心慢慢攙扶他們到廁所，也沒耐心聽老年人說話，因為工作和自身家庭繁忙，所以將年邁的父母送到養老院交給專人照顧。如此一來，和父母相見的次數也逐漸減少。對於年輕人而言，也許並沒有甚麼差別，只要偶爾去探望

便可，但對於老年人來說，隨著年紀越加增長，孤獨感會越來越多，因此他們需要兒女的關心，享受家人的溫度來感覺自己是被尊重和關愛的。

回想起來，我也是對於家中長輩很沒有耐心，常常說沒幾句就不耐煩，也會想要避免不必要的麻煩而假裝聽不見他們說話。出外讀書後，自己會覺得終於鬆了一口氣，可以享受一個人的時光，但後來會發現，家裡真的很好，有人會照料我生活的一切，讓我什麼都不用擔心。自從在社會工作學系學習後，發現社會上很多老人安養問題，並且很多的社會機構和政府的人力資源是用在老年人這一方面的，替代子女照護老年人的反而是社工師每日的參訪。社會工作者也許能夠照料老年人的起居，陪伴他們談天並關心他們的身心狀況，但這些於老年人而言都沒有比家人的問候來得重要，而我也更加理解為何會說：「有媽的孩子像個寶。」因為社會上很多失依兒童的存在，很多兒童一出生就沒有父母，從小在育幼院或是兒童收容機構長大，他們渴望父母的關愛，很希望有人能夠在他們身旁嘮叨；也因如此，我感受到自己是多麼的幸福，應該要珍惜身邊的人，並且及時行孝，也跟自己說，要好好的關心家中的長輩，盡可能偶爾跟爺爺奶奶聊天泡茶，或是常跟家人聚聚，哪怕是每天一通電話視訊，那也是會讓家人很開心。

「及時行孝」對於每個人而言都很重要，也跟時代的改變有著極大的相關，子女到外縣市工作而獨留年長的父母在家中，甚少關心家中長輩。很多人等到父母過世才來懊悔當初沒有好好孝順，舉辦盛大的追思儀式來悼念過世的人，但再多的儀式和場面也不過是做給世人來看的，所以我們要把握和家人相處的時光，不要等到親人過世後才追悔莫及。

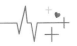

## 我的志工經驗與我所認識的醫務社工

廖奕淇

　　回想高中時，因為興趣在第三類組，而且想了解醫院的工作環境，所以我在升高二和高三的暑假分別參加了澄清醫院和中國醫的志工。這兩次在醫院服務的工作地點，基本上都是在一樓服務台、門診、抽血站旁邊，我負責抽號碼牌、協助指引門診方向，或是看到有行動不便的人準備下車時，即時地幫他們遞上輪椅，有幾次少數的經驗是替外國人簡單地翻譯初診單的填寫資料。

　　整個暑假我有半個月都在醫院度過，剛開始的一兩天是蠻新奇的，但接著後面兩三個禮拜我只能用「身心俱疲」來形容，除了要從早上站到下午之外，因為不知道會有什麼突發狀況出現，所以能分心的時間幾乎是沒有。其中有幾個事情讓我印象深刻：一個是某天下午，一位阿姨匆匆忙忙地來借輪椅，但當時正是醫院人潮的尖峰時段，所以一樓服務台的輪椅都沒了──第一次遇到這種情況的我腦袋一片空白，面對對方有需要我卻無法及時給予協助的當下，那種無能為力感真的不好受，再加上那位阿姨也沒時間等我，便語氣不太好地說了句「不用了」就離開了，這是我在醫院當志工的回憶裡最挫折的一次。而讓我感到最有成就感的一次，是協助一位來自菲律賓的小姐填寫初診單和指引她看門診的路線，老實說這兩件事都不是太難，甚至可以說幾乎不需要任何技巧，但對那位來自異鄉的小姐來說，在這個陌生的環境會不知所措也是人之常情。當時看她在醫院大廳徘徊，我便將她帶到服務台，簡單地問她有沒有來過這裡看診，她搖搖頭，接著我拿了張初診單、一格一格告訴她該

填什麼，最後順利地帶她到診間門口。當時她不停地對我說「謝謝」，甚至在看完診、拿完藥後還跑來跟我說再見，那時我突然明白為何有人會想當志工的原因了——我們不只是幫助別人，我們也從對方的回饋得到力量，這種心中有股暖流流過的感覺，聽起來很抽象，感覺起來卻很真實。

另一個對我而言有許多回憶的志工經驗，是高一暑假到偏鄉的活動，內容主要是幫國小的孩子課後輔導，還有規劃一些團康活動。與兩次的醫院志工不同，在偏鄉課輔營隊的經驗帶給我更多的衝擊與反思：愉快的經驗也有，但挫折的經驗也不少。和小孩子溝通真的不是件容易的事，而且經過幾天的觀察、還有跟孩子們的聊天，我發現會來參加課後輔導的小孩，是因為他們平時在課堂上的表現一直不太理想，老師可能也對其心有餘而力不足，加上家長忙於工作幾乎沒關心孩子的學習和日常生活，導致他們對學習呈現一個放棄狀態。因此，我們的志工角色便顯得有些尷尬，難的不是和他們溝通，而是面對一群對自己沒有信心、態度消極的孩子；我們如果只是單純地幫他們輔導課業的進度，就算他們勉強跟上了，但在我們離開之後他們又回到原本的狀態，那我們的努力對他們而言會不會就像煙火一樣，只是為他們帶來了短暫的曙光，但很快地又回到黑暗？這是我上大學後，還是會經常思索的一段回憶。

在進入中山醫醫社系之前，為了準備面試我蒐集了許多社會工作的相關資料，對社會工作的基本了解就是如何利用社會資源來幫助需要的人。但我在醫社系的這一年來，除了專業知識和技巧的學習，這個科系帶給我更多的是心靈方面的成長。試想一下聽到社會工作你會想到什麼？是家庭訪問，還是金錢和貧窮？這些也是我在還沒了解這個科系之前的刻板印象，如果能夠坐著時光機會到高

一，相信當時的我也不會想到三年後我會就讀社會領域的科系。在這裡，從社會學的理論，我對於社會的結構性不平等、社會如何塑造一個人，而每個人又是如何在自己生活的世界和其他人互動並交織出不同的文化有了更廣泛的認識。人之所以窮是因為他們都很懶惰、不想努力才造成的嗎？在這個升學主義為重的社會下，我也曾認為努力讀書才是身為一個學生該盡的責任，沒有什麼是不能夠透過努力去進步的，如果成績差那就是這個人不夠用功，而這個想法甚至可以延伸到工作上──而社會學帶給我的衝擊就是在個人因素之外，社會結構帶給人們的影響也是不容忽視的，在這個專業領域裡，我們應對社會如何造成弱勢有更高的敏感度。

　　而社會工作概論這個學科，名稱聽起來很枯燥乏味，但我總是能在上完每一堂課後覺得心裡又多了一份力量。「優勢觀點」與「充權」我認為是這堂課最重要的觀念，也是社會工作的核心。身為一位助人者，我們應該將案主視為合作的夥伴，甚至是戰友，就算他們或外界認為他們是弱勢或一無所有的人，我們都應該透過讓他們積極參與個人的問題解決或是社會運動，讓他們知道自己不僅擁有優勢，甚至能為自己創造機會，這種能讓案主產生「我可以，而且我能夠做到」的感覺，便是充權的實踐。比起消極地將案主視為無法適應社會環境的不幸者，我們更將他們視為自己的資產擁有者，並透過資源整合以及專業的實務技巧，讓案主能夠從無所適從的無力感，轉為正向的態度去面對和度過其生命中的難關。這些專業知識也化解了我高中時擔任志工時那些無能為力的感覺，因為有了更多的工具，讓我知道面對生命裡有難處的人能夠為他們做什麼，而不會因只是無所適從或是無能為力而感到挫折。

　　「和案主像盟友一樣的關係」這個概念，我在閱讀一篇醫學人

文的故事中，看到一位醫生說過：「病人和醫者的關係就像兩個要一起渡河的人，在互相信任且對等的情況下，兩人才能一起平安的渡河。」將系上課程結合醫學人文來一起思考，我才知道我所接觸的每個內容都充滿了醫學人文所要傳達的理念。而我所處的社會工作科系，因為設立於醫學大學，我們與其他社會工作相比，和醫療體系以及醫療人員有了更多的接觸，在許多課程中也能聽到老師們分享他們在醫院工作的實務經驗。社會工作細分也有很多不同的領域，而醫務社工的主要工作便是成為醫療人員和病患以及家屬之間的橋樑，雖然比起臨床醫療工作者，醫務社工處理的工作看起來似乎不太重要，但我們看似簡單的聯絡病患或關心病患和家屬，這些小事對他們而言也許會是重要的心靈力量來源，更重要的是醫務社工能夠銜接醫病之間的資訊落差。醫學術語對病患而言可能並不是容易理解的事，而有些病患在醫生面前可能會無法完整說出自己的考量或困難，這時醫務社工透過會談能夠掌握病患期待的或有所顧慮的考量，再提供完整的資訊給醫療團隊，如此便能協助讓醫病雙方共同解決問題，並讓醫病過程更加順利。如果醫療團隊和病患就像瑪格莉特披薩材料中的麵粉、起司和番茄，那麼醫務社工就像綠色的羅勒葉，雖然只是一小片葉子，但加上之後卻能讓披薩的味道變得更豐富也更有層次，就像是我們在醫療團隊中扮演的角色一樣。

　　最後我想說，或許有很多人會告訴社會工作相關科系的人一句：「哇，你們很辛苦呢！」但我認為沒有一個職業是不辛苦的，比起辛苦了，我更希望大家能夠了解社會工作是能夠讓無法發揮自己潛力的人們產生力量、並充滿人文和溫度的一門專業。

## ▎豁然開朗的尊嚴▎

江庭溦

年紀比我年長三十五歲的朋友，從我六歲開始闖進我的生命，至今我已二十一歲，爸爸的朋友我該稱之為阿伯。阿伯從以前就因為公事而時常到我們家與爸爸談論，每當我放學下課回到家看見阿伯，他一定都是笑嘻嘻地和我打招呼。從害羞到坦然，阿伯似乎成為我的朋友，會與我分享新鮮事，討論時事議題，以及在我需要幫助的時候給予一些建設性的建議。與其說阿伯是我的人生貴人，不如說是人生導師。 如今我已長大成人，正想與阿伯分享我的生活時，卻因突然一場意外導致阿伯四肢癱瘓，僅剩頸部以上可以活動……。

去年寒假，在疫情爆發前，我與家人以及阿伯的家人一同到瑞士旅遊。阿伯的熱情及貼心在現實生活中是非常難得的。我和阿伯沒有任何的血緣關係，可阿伯卻像我親人般疼我，我何德何能。

從瑞士回來後一個多月，阿伯意外從他家庭院的樹上摔下來，在看似沒有多高的地方摔下來後，他對他弟弟所說的第一句話是：「我完蛋了，我不用活了，我都沒感覺了。」一個身軀底下，用暗紅色的血泊沾染了大地的乾涸，淚水汗水的交織，就那麼一霎間，覺得世界要從此黑暗，不再光明。

由於阿伯家位於苗栗三義，沿路可以聽到救護車的奔馳。以前的我覺得救護車就是在跟時間拼搏，現在的我覺得是在跟自己拼搏。我不清楚當下躺在救護車裡的感受，但以我對阿伯的了解，他內心一定就只有「我接下來該怎麼辦？我還會好嗎？」由於事發當

天為週日，正是較多醫師休假的時間，只剩某幾位醫師值班，從照CT 開始，頸椎 C3~C4 碎裂，壓迫到胸腔及神經，經由某位醫師做手術，那位醫師說手術非常順利，當時因為醫師的一句話，所有人都鬆一口氣。因為是醫師，所以說出來的話應該是不會騙人的。然而，過了兩天阿伯開始高燒，且喉嚨裡有痰，醫生建議做氣切，阿伯在當時就有和家人說，如果不會好起來，就放棄急救——可也因為還是急救黃金期，沒有人會放棄任何一絲希望，從 ICU 出來到普通病房時，大家都認為會好轉的。

　　氣切過後因為吞嚥困難，所有的飲食必須改成流質食品，且因為插管無法講話，只能用氣音和我們溝通表達。阿伯也因為復健的關係轉到了<u>台中</u>的大型醫院，打算進行一系列的復健。當時正因為<u>新冠肺炎</u>疫情的關係下不開放太多人探病，只能採一對一機制，我抽空找了一天代替爸媽去看阿伯；看到阿伯的第一眼，我認不出來，不是因為阿伯變了，而是我根本沒想過有一天阿伯會變成這樣……，我快步地走到阿伯身邊，也許是因為剛受傷的關係，阿伯左耳聽不太到，需要走到右邊低頭到他耳邊說話。知道阿伯不希望我們擔心，我並沒有和他說太多關於受傷的事情，只是簡單道句：「要加油，要趕快好起來，爸爸媽媽都還在等你。」接著就像平常一樣和他聊聊日常生活，由於阿伯氣切的關係，不想讓他太過疲累，我就像說故事般地和他說說話，短短的十分鐘裡，我緊張焦慮，但更多的是害怕。

　　過了差不多四個月，醫院的醫師尋求阿伯的同意後讓實習生進來做實習指導。很令人難忘且難過的是：雖然醫師在醫療道德的前提下需要考量對病人的生心理，所以一直都沒有給予「會不會好起來」這種非常明確的答案。但老師帶著實習生進去時，卻直接了當

當著阿伯的面說：「這不會好了，這一輩子就是這樣了。」

即便阿伯聽到這樣的說法，卻還是很認真地在做復健，只要還有一絲希望，就不放棄，但在之後不管轉幾家醫院，醫生都說：應該不會好了；甚至有一位醫生直接說：這個就不會好了啊！直接去瑞士「尊嚴」[1]就好了啦！雖然我是經由當事人及當事人的家屬向我們說的，但我當下的反應與直覺是：「這是一位醫師應該有的倫理與道德嗎？」

就讀公衛系且雙主修職能治療學系的我，在未來也即將成為醫療人員的我，在現在我的認知就是：只要個案還沒放棄，我們就不可以放棄個案。在從事醫療人員之前的我，曾問過我自己：我是否可以從事好一個醫療人員的工作？面對生離死別我是否可以坦然面對？身為醫療人員我們可以適當地給予建議、給予想法，且有必要把事實與個案表達清楚，但不是直接叫人家放棄生命。

我有到醫院現場查看阿伯復健的過程，以及觀察我的未來職業（職能治療師）能如何協助個案完成復健。我從兩個角度予以反思與回饋：身為阿伯的朋友，看著他從原本活蹦亂跳生龍活虎的一個人變成如今所有的事情都需要人家幫助，從最簡單的個人獨自照顧能力和吃飯都需要人家協助，只剩頸部以上的頭可以稍微扭動，這該讓人怎麼接受？然而治療師是多麼的有耐心，不疾不徐且和藹可親，且透過復健也適當地給予其心靈上的支持，慢慢開導個案的身心靈。然而這些，我都能做到嗎？現在身為大二的我雖然還沒學到那麼的專精，但已學到一位治療師該有的責任與態度，現在的我能夠且願意成為一位優秀的醫療人員。

阿伯從受傷到現在已過了一年，可以正常講話及思考，講話方

---

[1] 「尊嚴」（Dignitas）為位於瑞士執行安樂死之機構。

式還是如此幽默風趣。但無法改變的是：無法動彈的四肢。然而現在他所面對的問題是：他想去「尊嚴」。「尊嚴」就是安樂死，前幾年傅達仁成功地到瑞士安樂死；癱瘓一年的阿伯，已不想繼續過這樣的生活，每天都得靠著別人來幫他維持日常生活，不僅他身心疲累，身邊的家人朋友也疲憊。

阿伯剛開始和我們說他要去「尊嚴」時，其實我們的內心是不捨，但我們都知道，他已經很努力了，每天躺在床上坐在輪椅上，只能靠著一張嘴、一雙眼睛、一對耳朵來表達，身體想動卻動彈不得。在治療的黃金期也盡了全力，該問的能做的好像都已經做了，現在的我們只能好好地陪伴他。

在申請「尊嚴」的過程是如此的複雜，雖然現在還不確定可不可以去。申請「尊嚴」總共有三個門檻，目前阿伯已經通過了兩個門檻，剩下第三個門檻正在進行審核，也因為阿伯要去「尊嚴」，讓我對「尊嚴」也有更多的了解。

我們人可以決定自己的人生，但不能決定命運，更不能決定生死，這是我以前的觀念。然而現在，我的觀念是：只要我們沒有對不起自己，我們可以決定自己的人生，決定自己部分的命運，更可以決定生死；我們是人、是個有靈性的個體，不僅有想法且有主見，我認為只要是對自己負責的事，都是對得起自己的事。

在醫學方面，醫療人員會覺得只要還有生命，就不可以放棄，但像植物人，剩下生命卻沒有自我能力甚至沒有意識，他們活著的意義是什麼？這樣的想法也許很多人都不認可，但隨著世界與社會的進步，每個人的想法會因為身邊的人事物所改變，沒有所謂的對與錯——只要人是獨立的個體，有著正常的思維，都是可以為自己行為負責的。

　　在所有患者生病的過程，家人及朋友甚至醫療人員的陪伴，都是非常重要的一個心靈支撐。病人的心理是非常脆弱的，可能會因為一個小事情或一句不經意的話，他就會覺得自己被漠視，阿伯現在的狀況就是這樣。雖然還不確定可不可以去「尊嚴」，但我會好好地珍惜與阿伯相處的日子。以往總是他來我們家，現在該換我們固定去他家陪伴他，分享生活瑣碎，他的決定我們都給予支持。我想這應該是阿伯身為人生導師，給我們的最後一道功課吧！

# ▋助人，簡單且平凡 ▋

C. H. W.

　　從小，我立志要懸壺濟世，成為一位到處救人的醫生。總覺得披著白大掛的那個背影是如此的氣派，腦中總是幻想著在急診室裡來來回回的穿梭，耳中傳來呼喊我去幫忙的聲音，感覺是多麼的驕傲。

　　但想像總是美好的，現實卻是殘酷的。高三學測結束，當成績單拿在手中，看著那不起眼的分數，頓時感到頭暈目眩——翻開分析落點的書，對照那早已被我雙手捏的皺褶不堪的成績單，眼看許多科系的標準高於我的分數，夢想就像氣球一樣一個個被戳破，心情也隨之盪到谷底，只好帶著不甘願的心情選擇了還是三類的「醫影系」。

　　大一剛開始的時候，還會跟家人討論著如何參加轉系考或是啥麼學士後醫，就像初生之犢不畏虎一般，繼續我那不切實際的幻想，看著新聞上的報導清一色都是醫師佔據了新聞版面，不禁覺得我讀這個醫影系到底有什麼用，腦中充斥著滿滿的怨言。但，當我讀了一學期後，我的心態竟然轉變了；不僅是因為我理解這科系未來的出路和方向，更多的是我理解到並不是只有醫師才能為人群提供治療或服務，這也讓我不禁地懷疑自己：當初的我真的是因為想要救人才那麼積極地想當醫生嗎？還是只是為了家人的面子或是名利地位等等這些空泛且虛偽的理由？小時候那純粹的夢想是否因為持續地長大和社會化而導致變質呢？捫心自問的話，我認為大家或多或少都會受到影響，因為社會並不是只有單方面的控制因素，其

中也包含社會地位、經濟或是世俗眼光等等，是很複雜的組成——而當你越長越大，也越來越了解這社會的全貌，就會發現曾經的夢想，多多少少都混和了些雜質，變得無法用最純正的心態去看待。

我許多同學也是一樣仍然持續地追求那遙不可及的理想，就如同大一上學期的我，都希望把三類的其他科系當作是最靠近醫學系的墊腳石，渴望能夠有朝一日踏上理想的殿堂；但我已深知我的實力就只有這般程度，那何不專心好好地精熟這科系的知識，未來期望能在這方面有任何的突破。畢竟「術業有專攻」，每個科系懂的層面和技術都不盡相同，既然出發點都是為了服務病人，那就不該有優劣之分，也不需要有互相對立或歧視，而是做好自己應盡的本分，分工合作，形成一個完整的醫療團隊。假設大家都去當醫生，那誰來負責後續的工作呢？就像那修馬路的工人一樣，許多人認為那是件勞心勞力的工作，肯定都不想做，難道就該省略這部分嗎？這樣豈不是大家都沒路可用？道理是一樣的，各司其職才是團隊合作完成一件事的根本。

而我其實也是等到進入這科系一段時間後才慢慢釋懷，如果說我們醫影系要如何幫助病患，那就是幫他們拍一張完美的照片，所以我們也被稱為「醫院裡的眼睛」。如何正確地把病人的病灶用 X 光等射線給顯現出來就成為我們的工作，也給醫生提供了更精確的判斷依據，方便他們能夠利用他們之前所學的專業知識來做出正確的診斷。所以對於醫生來說，我們是不可或缺的一部份，要是沒了我們的照影，他們也無法對病患進行診療，畢竟肉眼還是無法看穿體內的腫瘤或癌症病變的位置；還有幫助在臨床的放射治療也是我們其中的一項重要的操作，尤其是癌症腫瘤治療。現今最難解決的病症莫過於癌症了，正因為其難易度如此之高，就顯得我們的職責

是多麼重大，所以更該重視我們自己的地位。

而當我在臨床見習時，更是了解放射師的辛苦，一邊看著學長姐們熟練地操作機器和細心地叮囑患者「阿伯(嬤)，等一下不能亂動喔，不然拍出來會不好看喔！」、「來，請你躺在這裡就好」，也貼心地幫他們蓋上棉被，擔心在他們在機房裡會受寒，這些前置作業做完後，還要時時刻刻地注意他們身心的狀態，以防在掃描的過程之中出了半點差錯——這時我心中突然想到，何必執著於當一位醫生呢？想要幫助一個人的心不就是如此地簡單且平凡嗎？

然而，很遺憾地，現今社會仍舊保持傳統觀念，尤其是老一輩的人，依舊認為醫生才是高尚的職位和存在，被感謝的人永遠都只是醫生，對於醫生總是畢恭畢敬，忘了背後付出的其他醫療人員。這顯得非常不公，並不是要否定醫生對於他們精準判斷的努力，他們精準判斷是值得肯定的，而是我們這些協助後續治療與照顧的應該也要受到相等的待遇。就像上述提到的，醫療體系始終都是一個「team」，不是「solo」，缺一不可，每個部分都做到完善，才能提供給病患最好及最佳的治療體驗。也許醫師真的是浮上檯面的人，跟患者也接觸最久，但不該單單只是這個理由就埋沒所有後續醫事人員的功勞。話雖然這樣說，這社會已經經過幾百幾千年的定型，要想改變並非易事，也並非三言兩語就能動搖——但至少能從你我身邊的家人們做起，多多地灌輸正確的觀念，一點一滴地翻轉這錯誤和老舊的迷思，並把這思想傳承給下一代，相信未來一定能讓所有的醫療從業人員獲得公平的地位和眼光。

有人可能認為這只是一項藉口或理由，來掩蓋我考不進醫學系，對，確實我考不進，大方地承認並不是難事，但我現在早已不以我考進醫影系為恥，甚至覺得開心，因為能夠瞭解到其他能提供

協助病患的方式。我原本的初衷就是希望能幫助人才如此崇尚三類的科系，古人云：「莫忘初心」大概就是這個道理，問我當時會後悔不重考或轉系嗎？那我可以肯定地說：不會。或許出社會後薪資待遇不如許多工作，被其他人聽到或許也都笑而不語，但這不該是使我成為一位稱職的放射師路上的絆腳石，別人的閒言閒語就讓它左耳進右耳出就行，不需要顧左右而言他，唯有保持自己的本意，才是對的選擇。

## ▌死亡▌

吳岦潔

死亡，是每個人一生都會經歷的過程，有的人是安穩的離開，沒有一絲一毫的痛苦；有的人卻是必須躺在醫院的病床上，身上裝了許許多多的維生設備。當瀕臨死亡時因為家屬的不捨、醫護人員的義務，使用各種方式，無論是電擊亦或是 CPR，硬是把他從死神的手中給救回來——但這些真的都是他希望你做的嗎？還是他希望自己可以擺脫這些機器的束縛，在一個平靜的地方自然地離開？

在生活中我們會遇到許多與死亡有關的事情，不論是從報紙、新聞上看到他人的經歷、故事，又或是自己的親身經歷，當我看到報紙或新聞上那些瀕臨死亡的病人時，腦海中會浮現許多的想法，例如：他當下是快樂的嗎？這麼做是病人所希望的人生嗎？每個人都有選擇自己最後一程要如何離開的權利，而不應該是掌握在他人的手中。

前一陣子，在新聞上看到一位七歲大的小男童，因為練習柔道時被重摔高達二十七次，最後導致男童腦死送醫搶救，經過了七十幾天的努力搶救，仍然回天乏術，宣告死亡。在最後幾天的時間裡，男童身上插滿維生管線，但男童的血壓卻一直持續地往下掉，直到最後一刻男童的爸爸趕過來見他最後一面，男童才撒手人寰離開這個世界。我認為男童撐到最後一刻就是為了見他爸爸最後一面，所以才選擇支撐下去，如果沒有了想要活下去的想法，哪怕是身上有再多的維生機器，都無法挽救這位小男孩的生命。

看著男童身上裝了許許多多的維生機器，第一個想法是如果真

的把他救回來了，他會呈現什麼樣的狀態呢？應該是植物人吧！在做這些搶救男童的決定之前，是否有認真思考過之後的問題以及男童的感受？如果真成了植物人，男童會不會其實希望自己可以離開這個世界，而不要再受到病痛的折磨了？那家人和醫護們這麼做是否因為他們自己的私心、放不下而使得男童和他們自己之後的生活活得更加地痛苦。另一個思考的問題是，如果換作是我，我即將面臨死亡，我又會是什麼樣的心情？是欣慰、傷心還是怨天尤人？我想應該是傷心，原因在於我明明還這麼小、明明只是去參加柔道課程，為什麼最後我卻躺床上一動也不能動，只能靠著這些冷冰冰的機器來幫我延長生命，而不能像其他小孩一樣和父母一起快樂地出去玩，我的人生應該是要很多彩繽紛的。

　　但如果換一個角度來看這一件事情或許會有不一樣的體會。就以這小男童而言，在即將死亡的時候仍然有這麼多的人在關心著自己，不論是親朋好友，又或是社會上許多人的加油以及鼓勵，希望男童可以戰勝病魔、早日康復──這使我明白其實自己並不是孤單的一個人，身後還有許多的人為我加油打氣，不論我是在什麼狀況，這個社會是充滿溫暖的。

　　這讓我想起我姨婆，在我的印象裡，她對人總是和藹可親的，也時常教我許許多多的人生道理，完全看不出來她其實是一位罹患了乳癌的病人。那一段時間，我和媽媽經常陪著她一起到台大醫院去看病，雖然她精神看起來都挺好的，但去醫院的時候總是得叫計程車到家門口載她，到了醫院第一時間我和媽媽就會幫她先借好輪椅，然後再推著她到各個科室去看診。當時我認為就只是個例行性的檢查，畢竟開過一次手術，要格外地注意身體狀況；但令我沒想到的是沒過多久我在媽媽的談話中聽到了姨婆住院的消息。那陣子

每天起床都發現媽媽已經出門了，有時甚至晚上我去睡覺了她還沒回來，就這樣過了一、兩個月，我聽到姨婆病情惡化了，她只能躺在床上開不了口，但是當有她不喜歡的人去看她時，她會有強烈的抗拒。然而沒過幾天的一個早上，我突然聽到姨婆過世了的消息，她是在半夜去世的，看起來非常的安穩沒有一絲一毫的痛苦。當時我的心裡既震驚又難過，沒想到才沒過多久人就這樣走了；在姨婆住院期間，或許是媽媽擔心我的課業會受影響所以從來沒有帶我去醫院，但是卻也造成了我的遺憾。在我心中總有一絲絲的愧疚，當姨婆住院時從來沒去探望她，她的最後一面也沒有見著，直到擺設靈堂時我才過去給她上香拜拜。

雖然姨婆在去世的前一段時間遭受到了病痛的折磨，但當去世時卻很安詳，這似乎是我們每個人都希望的死亡方式，不要有太多的痛苦，走的時候是平穩的。因此，現在有許多方式來讓我們做選擇，例如有些人會在最後的日子裡選擇放棄治療，然後回家和家人們一起度過最後所剩無幾的時光，至少在最後一刻他們是快樂的，而不會抱著遺憾離開這個世界。還有另一種是許多國家都在推動的，那就是安寧病房，安寧病房中不像一般的病房有許多機器運作的聲音，而是盡量讓病人感覺到放鬆，甚至期望他們能夠互相找人一起聊天。有些國家會特別建造一個地方，專門給這些即將臨終的病人們，希望他們在那裡可以真正地放寬心來看待死亡，而不要這麼的緊張，像是他們會把安寧病房建在風景優美的地方，例如海邊，透過看海以及聽海的聲音來減緩臨終病患緊張的情緒。

對於我而言，我期望在瀕臨死亡前可以放鬆心情，哪怕是去公園走一走，和家人一起相處，而不是躺在醫院的病床上插著許多維生機器的管線，聽著機器的滴答聲過完最後的人生。在許多的新聞

中，看到那些出車禍或是緊急送醫的人被醫護們及家人救起來，但卻留下了許多的後遺症，像是終身都要躺在病床，或是沒有辦法自己進食需要插著鼻胃管才能吃東西——每每看到這些新聞，都不免為他們感到傷心。假使換作是我自己得終身躺在病床，我會希望他們都放手讓我離開，哪怕是留有一些的遺憾，我也不願我的下半輩子是以這種方式活下來：沒有辦法自理而是要靠別人才能活下去。每個人對於死亡都有不同的看法，有些人很看的開，但有些人就會很避諱，然而我們與病患的關係也經常影響著我們的判斷以及情緒，有時因為是自己的至親，所以會極力地希望他可以活下來而不考慮病患本人的想法，最後可能會造成病人更大的痛苦。

　　我覺得每個人應該都要先思考死亡這個議題，而不應該認為這是個不吉利的詞而避而不談，假如哪一天我們真的發生意外了，到了醫院必須要決定是要簽「放棄搶救」還是拼命「極力搶救」的時候，至少別人可以知道我們是怎麼想的，才知道該不該救？才不會到時候僅僅憑著他人的一句話、一個判斷就決定了我們的未來，也不會因為他人的一句話讓自己和家人們活得很痛苦。

## ┃醫療劇反思：《派遣女醫X》第七季 ┃

黃韻宸

　　2020 至 2021 疫情全球肆虐，日本依照現實狀況拍攝了新一季的《派遣女醫 X》，裡頭敘述了許多醫病關係的建立與白色巨塔的黑暗面。女主角大門未知子是一位醫術高超的外科醫生，她履歷表中的專長跟興趣欄位都是寫手術，我想就是因為熱愛手術且對治癒病患懷抱著熱忱，她才能夠即使在手術中遇到困難，也不經意放棄、努力找出問題所在，並冷靜地思考及解決它，最終成功救活病患。

　　這部醫療劇讓我反思：「若無法救活病患，該怎麼辦？」不是每個病患都能被救活，有些疾病很難治癒，現在的治療方法還沒有辦法解決；就算用高科技的醫療器材，對於嚴重腦傷甚至是腦死的病患，也只是插上呼吸器或用鼻胃管餵食。這種延長生命的過程如果是痛苦的，且經過醫生的診斷後無法恢復以往的生活品質，是否還要繼續進行？

　　第七季第一集有一位年輕的菜鳥醫生問大門怎麼會在疫情最高峰的時候到紐約醫院，而大門毫不猶豫地回答：「因為那裡有病患正等著動手術。」 即使疫情肆虐，自己本身也會有感染的風險，大門仍為病患奔波，希望盡自己最大的能力，幫助那些染疫的病患。

　　聽著大門醫生對紐約醫院的敘述，曾提到：「紐約醫院像戰場，每天都有一同工作的醫護夥伴因為染疫而死去。也有一位醫生撐不下去，訂了機票回國，直接走人，離去了那些病患。」

　　這顯現了大門醫生為病患奉獻的醫德，

　　我當下覺得那位離開病患的醫生很不應該，怎麼可以離病患而

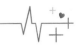

去，難道他忘了成為一位醫生的初衷了嗎？應該要像<u>大門</u>醫生一樣盡全力協助病患呀！

但仔細想想後，若選擇拯救那位病患，但身為醫護人員的醫生卻被感染，連帶他的醫療團隊也得一起被隔離，而導致更多病患無法被醫治，究竟是不是得不償失？

醫療的利益基準點到底該如何取得平衡？

我覺得心態是重要的，如果你的起心動念是良善的，那這件事就較有比較高的機率會往好的方向發展。那位訂了機票、直接走人回國的醫生，若只是自私地覺得自己不要染病而死，心態上就有問題，且這並不是一位醫生該有的態度。但他若是覺得自己不能得病，是為了救更多的病患，大眾是否比較能夠接受？

很多時候我們都將醫生視為神，也可能受到醫療劇的影響，我們都認為醫生的職責就是要將病患治癒，不容許失敗。但當一位醫生為病患努力付出，半夜都沒闔眼地看病歷報告，只為了找出對應的治療方式時。要是突然病患有緊急狀況，或者他得的病是一個不治之症，無奈這時的醫療技術還無法治癒他，病患就這樣離開了人間——而萬一不幸地，醫師辛勞的付出卻換來家屬的不諒解與責備，更糟的情況，還得纏上醫療糾紛，吃上官司。雖然家屬正遭受著失去親人的傷痛，但也要多多站在醫療人員的角度思考，真的是醫療疏失嗎？還是我親人的病真的已經回天乏術了呢？連醫生都愛莫能助了呢？反觀醫療人員，是否盡全力拯救病患？而且能夠做到問心無愧？

第七季第八集中，<u>城之內</u>醫生的高中同學得了胰臟神經內分泌腫瘤的多發性肝轉移第四期，醫生就問她，為何任由疾病繼續惡化？她回答：「在來到<u>東帝大醫院</u>前，有去過其他家醫院檢查，但

我並不想接受治療，因為治療過程太痛苦且沒有效果。」最後是由於她兒子希望她接受放射線治療，所以她才聽從她兒子的建議接受放射線治療。這裡不禁讓我產生一個疑問，生命到底是誰的？這位母親是真的想活下去嗎？還是只是因應兒子的要求，不希望下一代為難，所以才勉強活下去？不然，為何在剛開始治療時，就失去人生的希望，連治療都不想治療了呢？是因為對醫師沒了信任嗎？還是因為太過了解自己的病情而默默地接受了呢？

　　這時大門未知子醫生就走到她身旁，告訴她：「讓我替你開刀吧。」但這位母親不答應，因為她一開始只是依照兒子的意願才來接受治療，且抱持著不會痊癒的心態，所以沒有答應大門醫生，但大門醫生沒有放棄勸她接受手術治療，因為她知道這場手術是可以救活她，讓她在術後可以維持以往生活品質的，所以大門醫生繼續到她的病房跟她聊天，給她信心，告訴她：「我（大門醫生）是不會失敗的」以給她活下去的希望，雖然最後她在大門醫生還在開別台手術時，突然逝世。

　　劇情演到這裡時，我不禁反思，如果那位病患早一點答應大門醫生要動手術，是否就不會離世了呢？醫生應該要尊重病患的意願嗎？如果她選擇的方法可能無法治癒，那還要聽從病患的意見嗎？以前的我認為不須聽從病患的意見，但經過生死學的教育後，讓我體認到病患及家屬的意見其實也很重要。對於末期的病患，臨終前的治療過程是痛苦且沒有人生意義的；他們不想待在醫院，想回到家中陪伴自己的親朋好友，想將自己的願望達成——此時尊重且聆聽病患及家屬的心聲，是最重要的。若醫生能提供這位母親選項給予選擇，清楚地跟她分析各個治療方法的好處跟壞處，我想她必然能夠選出一個最適當的答案。然而，最終如果病患不幸身亡，家屬

也不能責怪醫生當初的決定，因為若有疑義，應該要在當下討論治療方案時就提出來，而不是事後才控告醫護人員有醫療疏失。因是藉由病患、家屬與醫護人員間的充分討論，聆聽病患及家屬的心聲，最終依病患的意願選擇最佳化的治療方案。

我很欣賞大門醫生，總是堅持做她認為對的事情，能夠多拯救一位病患就多拯救一位病患。當然病患的意願也是很重要的，所以醫病之間需要良善的溝通，雖然病人不希望開刀，只想用放射線治療，但若告訴她放射線治療或許能夠讓腫瘤縮小，若想痊癒仍需開刀的事情，或許病患就會改變心意決定接受手術治療。不要好高騖遠，只專注於眼前的病患，是大門醫生的宗旨，而不是注意未來的病患，只在意醫療的營收以及如何讓這間醫院發揚光大，卻忽略了眼前急需協助的病患。

再來談談原本以為高中同學病情好轉的城之內醫生，上一秒還笑著跟她同學聊天，下一秒病情卻急轉直下，即使城之內醫生替她CPR 也回天乏術。城之內醫生非常自責，認為高中同學來找她治療，自己卻沒有把高中閨密治好，這時病患的兒子告訴醫生，母親是笑著離開人間的，且那位兒子不但沒有苛責醫護人員，反倒不斷地謝謝辛苦救治母親的醫護人員。

我很欣賞那位兒子，因為他的母親如果不要一味堅持使用內科的放射線治療，在腫瘤變小後，改採外科手術切除腫瘤，或許醫師就能拯救這位母親的性命。這時，許多家屬會去苛責醫護人員犯了醫療疏失，進而告上法院，但他卻沒有這麼做，反倒不斷地向醫護人員致謝。一方面他讓全力搶救病患的醫護人員不會感到那麼難過，另一方面也給予醫護人員精神上的鼓勵與支持。

站在家屬的角度，失去親人是一件很悲慟的事，可能因為一時

衝動，失去理智，將病患的死亡怪罪在醫護人員身上。但在要怪罪別人之前，是否能先想想，醫護人員對這件事到底投入了多少精力？如果對方是盡全力想做好這件事，最終的結果卻不盡人意的話，是否可以不要苛責他？反觀站在醫護人員的角度，醫護人員應該適時地反省自己，我是基於什麼理由選用此治療方式醫治病患？評估這個治療方案是否對病人是最有幫助的？我是否有清楚地告訴病患及其家屬接下來的療程跟我這麼治療的理由嗎？我真的盡全力了嗎？

劇中還有一個地方讓我印象深刻，由於大門醫生是派遣女醫，所以她可以在下午五點準時下班。醫護人員也跟我們一樣，需要時間休息，並釋放自己的工作壓力。倘若醫護人員擁有足夠的休息時間，就能有更多精力去治療病患，且可以多花一點時間去了解病患，無論是了解病患的身心靈，還是疾病的樣態，這樣醫護人員對病情就能有更佳的掌握度。病患也能夠從醫護人員手中，獲得良好的醫療照顧與資源，醫護也不會有過勞的情形，何樂而不為？

## ▌ 態度 ▌

林鈺媜

　　那天夜晚大雪紛飛，道路都被厚重的積雪覆蓋，車子無法前行，因此救護車也無法及時帶傷患到急診室，對 Max 醫療主任來說這不是一個可以休息的日子。救護車無法行駛的情況下很多傷患無法立即被送到急診，當各個醫生在討論著救護車來不了該如何是好時，Max 說出讓大家震驚的話：「我們不應該等雪停讓傷患自己找我們，而是應該要我們自己去找他們，這是一場有生命危險的任務，有誰願意參與嗎？」雖然很多醫生聽完 Max 的話後紛紛退後不打算冒生命危險來執行這項任務，但仍有好幾位醫師選擇站出來，那一夜醫生與護理師們分組走路前往等待被急救的病人，其中有一位傷患胸口被插入人行道上的欄杆，儘管 Reynolds（心血管外科醫生及心臟外科主任）只有一人，但他還是利用手上稀少的資源冒著風雪安全地帶著傷患回到醫院進行手術；另一位老奶奶需要的藥品因為還放在醫院，因此醫生必須走回醫院再走到老奶奶的家。這段《紐約新醫革命》裡的劇情一直讓我很感動：在病人與自己的生命當中，作為醫護人員應該要選擇哪一個才是正確、才是不愧於自己的選項？

　　我認為這題並沒有誰對誰錯，每個人考慮的點不一樣而已，如果我是醫生，在自己的生命與病人的生命中，我應該會傾向救病人。在天氣惡劣的情況下，能解救傷患的只有醫生，這不是過度依賴他們而是因為治療、急救只有醫生能達成，如同依賴溺水中的一根浮木。如果那天 Max 沒有說出這番話，激起醫院裡各個醫生們那顆

愛護病人的心，讓他們願意冒著生命危險走到傷患身邊，那麼迎接明日的將會只有已過世的人們。雖然我不想要當醫生，但總有幾天我特別地希望自己是一位醫生。並不是因為社會地位也不是為了金錢，只是我單純想要知道自己的身體怎麼了。從國中開始我的身上開始會長疣，雖然每次都有治好，但過沒多久其他部分會再長新的，如此周而復始。漸漸地我對自己的皮膚特別注意也常常神經兮兮，當只要看到不像是痘痘的凸起時都覺得可能是疣，因此很常去看皮膚科。雖然自己找醫生前會先觀察一陣子確定是不是自己小題大作且會上網查資料，但是臨床經驗不夠、基本知識缺乏的我常常無法判斷究竟這是痘痘、皮質還是疣。對我來說，醫生的診斷就像是一個安定劑一樣，幫助我的情緒平復下來，我不在乎看診費跟如果是疣的話後續的治療費，只求一個到底是不是的肯定答案。

因此看到那些困在雪中等待醫生到來的傷患，我很有共鳴。因為當時在我們的心中，醫生是低谷中唯一的一道光，只有他才能幫助我們逃脫深淵。醫生的職業態度是什麼？我認為儘管有些醫生只為了金錢或地位而選擇這項工作，但在看診時應該面帶笑容，仔細、耐心地下診斷且注意聆聽病患所講的每一句話。以我的例子來說，每當我看診時說出自己的擔憂或指出不確定的地方時，醫生高高在上的態度跟冷漠的眼神總讓我覺得自己做錯事或提了一個愚蠢的問題。當下心中真的感到難過、失望，或許我的問題在醫生的眼中像是一粒微小的沙子，在眾多病人中顯得微不足道，但正因為我們不懂醫學方面的專業知識才需要醫生的協助。醫學系學生花大把的時間在學習、實習上，經過多年歷練才能成為獨當一面的醫生；如果我們能上網查資料或是自己判斷就可以對症下藥，這可說是在檢視醫生的專業度。

　　但這也不代表所有醫生都是冰冷、無情的。最近我遇見一位溫柔的皮膚科醫生，這次我真的是因為長疣而去看醫生，原以為這位醫生會跟以往的醫生一樣直接進行治療就結束診察，但這位醫生細心地跟我講解這個疣的特徵、把我的疣放大拍攝以讓我看「它」長什麼樣子、現在他要用的治療方式和原因、甚至還介紹並翻閱皮膚病的書籍給我看。當我問其他不確定的地方時，醫生不會不耐煩或是覺得是小事就不以為意，反而會仔細地幫我檢視每一處，讓我覺得自己是被重視的也讓我更勇於表達自己的想法。醫生冷淡的態度會讓病患傾向於自己找尋偏方，畢竟人不會喜歡冷冰冰的態度，但偏方容易讓病情更加惡化，形成一個惡性循環。在《守護 4141 個心跳》裡，因為徐超斌醫生不修邊幅、與人相處也不擺醫生架子，平易近人的態度而被大家稱為流氓醫生。醫生說：「我從來不認為醫生比其他行業尊貴多少，相反的，我覺得白袍穿在身上，只是肩上多了一份責任感與使命感。」我認為這樣的態度是值得稱讚的，有著責任與使命感才能督促自己不輕易對待病人，而且我覺得醫生與病人之間不應該存在高低關係且醫生不該帶有傲慢態度，應是平起平坐，就像書裡廖老伯說的：「我們病人是因為身體不適才來看病，不是來看醫生擺臉色的。」每個人都有自己的各項專長，即使是便利商店店員也值得被禮貌地對待。我們可以換個角度想在別的狀況下醫生還如此重要嗎？假如家裡的水管壞掉，一般人都會尋求水電工的協助而不是醫生，因此僅因自己是醫生就理所當然地認為自己是站在高處，這是一個自視甚高、井底之蛙的想法。

　　我有些朋友提到醫生的專業性比較重要，態度是其次，但我認為專業與態度應是同樣重要的。專業性可以讓我們的疾病精準被治療，但內心的感受呢？設想今天家人躺在病床上為了抗癌而身體虛

弱，這時有一位醫生進來冷漠地對病人與你說了一連串夾雜專業術語的治療方法，陳述現在的病情發展——但，當你擔心地提問時，醫生卻用一種看著笨蛋的眼光冷淡回答你，甚至是敷衍回答，此時此刻你們會有什麼想法呢？就算得到最好的治療，心裡卻感受到滿滿委屈甚至是想逃離這個診間或醫院，但為了自己的健康卻必須待在這令人窒息的空間。我認為這樣的心裡狀況並不會對病情有幫助，長久下來搞不好還會產生心理疾病。

　　「同理心」是很多人嘴巴說須要改善卻很少人實際能表達出來的。希望在每位醫生心中，疾病跟金錢不是站在最重要的地位——病患的內心感受、想要表達的話語是值得被理解聆聽的。當醫生們願意為患者付出，他們會感受到這份心意且回報回去，就如文章最一開始提到的，醫生義無反顧幫助受困於大雪中的傷患，他們不只會心懷感激也知道世上不是只有愛錢的醫生，而是有著把病人放在第一位置，全心全意愛著他們的醫生。醫生與病患是一個雙向關係；平等、互相幫助、充滿愛與溫暖的醫療環境才是一個「醫」與「人」之間完美的關係。

## ▌生死與習俗 ▌

舒姜

　　光禿禿的枝椏上冒出嫩綠，與幾個月前的橘黃飄零不同，像是帶點新的生機盎然。我看著那樣的綠芽樹梢，只覺得未來的某天它會變得扶疏高壯，接著能夠成蔭，讓不少感覺悶熱濕黏的人們能夠圖點涼快，讓我想起幾年前在房間裡看見爺爺的相片，他是頂天立地支撐起一整個家的人，最後因為身體的病痛而離開了這個世界。

　　我永遠都記得照片上的爺爺意氣風發，一身西裝筆挺，嘴角勾起一抹微笑，深黑色的眼眸間盡是對著鏡頭──我似乎能夠看出爺爺本身的充滿自信，歲月似乎並沒有在其臉上留下太多的痕跡，在家庭裡，我的爺爺是個和伯伯他們交際良好的一個人，而我奶奶亦是如此。他們在我有記憶的那段時間裡總是會帶著我到認識的工作夥伴或者是親戚家作客，那時候我講話很甜，總是會在他們的手裡拿到不少好吃的東西，然後爺爺奶奶也會揉著我的頭髮誇獎著我，接著繼續跟他們聊天談生意。爺爺奶奶會哄著我睡午覺，每當我睡不著的時候總是會摩挲著我的背，接著呢喃地喊著我的名字讓我快睡；他們也會載我到幼稚園上下課，那時候的我不哭不鬧，只是安靜地跟著他們揮揮手，接著他們到了下午才會來載我回家。

　　我長大的日子說快也快，現在回想起來我過了三歲後，不久我的堂妹也出生了，也許是小時候覺得多了個孩子就是來跟我搶爺爺奶奶的愛，當初的我對於她沒有太大的期待。還記得印象深刻的是有一次我剛從幼稚園下課回家，分享著今天跟朋友交換的東西時，堂妹一把搶過拿了那樣物品，甚至反咬我的手臂一口，牙印立馬明

31

顯地在我手臂上浮現了出來，紅潤一塊看起來怵目驚心，那時候的我哭得很慘，我的爺爺對於孩子的疼愛通常不會脫口而出，反而是利用行動來證明他對我們這些子孫輩的愛意，於是想當然耳的是我的爺爺讓堂妹罰站，而我則是被他帶到一邊用藥膏塗抹傷口。

這些的記憶很美好，但是我自己不知道是從某天開始我的生活開始轉變了，不光是我，還有奶奶、叔叔、伯伯的日常也都是這樣的情形。我開始不再由爺爺奶奶接送，奶奶和叔叔開始輪流到醫院照顧爺爺，幼稚園的校車將我帶回了家，接著變成由伯伯、伯母照顧著我，我開始與伯伯、伯母一起度過下午跟晚飯的時光，有時候我會跟著他們一起在工廠裡面看著他們上班，我開始有了不一樣的生活體驗——然而我卻不知道那些全新體驗的背後是爺爺不知道從什麼時候開始倒下的，一倒便是在病床上好幾個月，我也沒能天天過去看他，甚至確切來說是「我連有去醫院看過爺爺」這件事情似乎也沒辦法從我的腦海裡搜索出來，它就像沉浸在我的汪洋記憶裡，怎麼樣都沒辦法去找到它。

後來凌晨的時候爺爺走了，大體由醫院的救護車給載了回來，我永遠不會忘記的是我聽到家裏的人說要給救護車錢，然後我也看著醫院的救護車收了藍色大鈔好多張，天逐漸地由深黑轉為明亮的時候，救護車就這樣安靜地又從有著出口的巷子開了出去，那時候我才知道爺爺是走了，真的永遠地離開我們了。事隔多年回想起時總會覺得當年對於疾病的認知與生死的瞭解過少，過往的習俗甚至也與現今不大相同。還記得那時候的我要跪在靈堂那邊哭，不論是誰過來上香都得這樣做，當初的我根本不懂這樣是為了什麼，但到了現在我才知道這是一種習俗，從過往到現今沿用的一種風俗，習俗之於我們是一種舊的習慣，也許有人對這樣的習慣不是喜愛，甚

至帶點厭棄，但不免俗地有些習俗仍然沿用至今，例如太小的孩子不要帶去掃墓，因此那時候的堂妹與剛出生不久的堂弟沒有跟著我們一起參與整個葬禮的過程。

卻說習俗之外，關於生死這樣的事情在那時候的我也不甚了解，到了現在我才知道原來生死通常只是一瞬間的事情，生命的無常與死亡的來臨，是新生孕育死亡，還是死亡孕育了新生，我們無從得知。但我知道的是我們從一出生就在面臨著死亡，只是死亡的痛對於我們是強烈還是趨緩的，這就得看自我如何抉擇，就像如今推行的安寧照護，是讓患者可以不用受到任何痛楚的緩和醫療，能夠讓病患安穩平靜地離去，這是對其最小的痛楚也是最好的解法。

如果有一天我得面對死亡的話，也許我也會選擇這樣做，就像電影《巴哈旺大飯店》裡的父親面對的死亡是回歸母河的懷抱，重新地看待世界萬物，也許那樣對我來講是一種新生，就像我們從母親的羊水裡出來，迎接一個全新的世界，最後死亡的時候也回到了河邊。我想「水」是我們不可或缺的物質，當劇中的父親夢到了其母親，於是決定回到了母河的懷抱那樣，以微笑的方式去面對死亡的來臨，一如自己出生的時候，母親以微笑迎接自己的新生。

而長大後的我總在想，有時候我們生活在時間的洪流，人來人往的過程中我們總是會遇到不同的人事物。也許那些人的病痛對於醫師而言是一種開了藥就會好的一種病，但某些人的內心卻是存在著不少的危機，甚至他們的家庭也可能有不少需要幫助的地方，因此我選擇了社工的系所。還記得上大一的時候，教授曾經講過：「人生最大的痛苦來自於不平衡。」那時候的我還不知道這是什麼樣的意思，直到現在我才知道這句話的含義：現今的社會裡有許多人住在樓中樓裡，永遠不知道自己的下一餐會在哪，根本不會去在意自

己的健康，反觀有些人則是可以住在高樓大廈，他們有著熱水可以洗澡，有三餐可以溫飽，這些的情況在社會上真的是平衡的嗎？

　　之前的我從來沒看過生活在困苦地方的人，直到最近看了影片才發現原來有人可以住在很狹窄、很骯髒的地方，而且一住就是幾十年——而我到底該怎麼去幫助這些人，這樣的問題從我大一的時候就一直在我心中徘徊著，身為大二的我學了更多的知識，這些知識的儲備對於後面幾年的實習、真正接觸到個案的時候，也許能會有更多的方式去面對他們，去幫助他們使其得以有所溫飽，甚至有個更完善的一個家。

# ▌人生的快樂與不快樂 ▌

陳靖頤

我們人生中會有許多情緒，這些情緒有所謂的「正負向」的分別。然而，我們太常把正面情緒視為好情緒，負面情緒當成壞情緒。其實，情緒並沒有「好」與「壞」之分，「好壞」都是我們社會及文化所附加的判斷。正確理解情緒的「用處」，才是接納情緒的根本之道。

在我還沒閱讀《練習不快樂？！不快樂是一種本能，快樂是一種選擇》這本書之前，我都沒有意識到原來逃避不快樂並不會更快樂。我以前不但沒有好好地面對、接納我的負面情緒，我甚至誤以為那些「壞掉的」快樂，是我應追求的。

## ▌享樂適應

我覺得我的身材，就是我逃避不快樂、追求「壞掉的」快樂的副產品。以前，我認為食物就是我的「精神」糧食。在孩童期間感到孤獨、孤單，我會倚靠「食物」擺脫這種缺乏愛的痛苦。久而久之，我只要有負面情緒時，食物就是最可以有效療癒我、最能讓我有愉悅感的東西。然而，愉悅感就是個「快樂跑步機」，它很容易習慣化。因為習慣化，我們不得不用更多心力、更多心血爬得比前一次所感受之愉悅更高之高峰，才能再次有「愉悅」的感覺！最後，我成癮了；我成癮在高油、高糖的世界裡。雖然我的人生目前沒有太走樣，但是走樣的是我的身材！

## ▋ 歸零的快樂

書中提到讓快樂「定期的歸零」可以避免讓它變成「壞掉的快樂」。其實電視節目中必定會穿插的「廣告」即是一個歸零的例子。原本我以為電視台是因為靠「廣告」賺錢所帶來的經濟效益，才穿插「廣告」在節目中；如果沒有「經濟」上的考量，對視聽觀眾來說，拿掉這惱人的東西該有多好。但是此書提到，具有「廣告」的節目，反而增加人們閱聽的樂趣！因為它是一個短暫的歸零，可讓我們更期待接下來的劇情發展。

看完此書，我才領悟到為什麼今年過年我寧願搭了好幾個小時的區間車，漫無目的地走，也不要待在家中。因為今年一月家中阿公過世，過年期間依習俗慣例應要低調，所以我從小年夜不斷地追劇，追《哲仁王后》追到我頭昏腦脹……到了第三天我決定要讓自己出去走走，並且從大年初二後到現在我就不碰任何的韓劇了──我認為造成這樣的原因，就是因為在網路平台追劇並沒有「廣告」讓人有短暫歸零的機會，讓人最後追劇追得越來越厭世！

## ▋ 比較是快樂的殺手

讀到這一章，讓我想到暢銷作家黃大米曾在自己的書中提到她的原生家庭很貧困，一家五口全擠在一間小雅房。家中衣櫃就是菜市場撿來的紙箱，父母每天清晨都會帶著三個小孩去清掃水溝以賺取額外的工錢。可是她表示小時候並沒有感受到自己很「窮苦」。因為在他們的世界裡沒有富人，左鄰右舍只分為三種等級：小窮、大窮、非常窮，所以並不覺得自己缺少了什麼。一個人要透過「比較」，才能察覺到自己家境「窮」，倘若周圍的人都很窮，你會覺得全世界只有窮人，生活方式皆如此，也不以為苦。

我與作者一樣都認為「比較」真的是個快樂殺手！尤其在網路的輔助下，它更囂張跋扈。仔細觀察我們每天在滑的 FB 和 IG，便會發現很少人會把自己的不幸貼在網路上，反而大家比較會把自己最好的一面呈現出來。當看到別人考到好成績、考到好學校、吃好吃的、玩好玩的，我的心中難免會產生忌妒、比較。比較「為什麼他們現在可以在那邊玩，而我卻在趕報告……？」正因為比較心的出現，趕走了原本的快樂；原本平靜的心情開始有了波瀾，負面情緒便趁此時湧了上來！

高中時期的我會這麼不懂得調適自己的狀態，就是因為「比較」。上大學前我是個很在乎成績的人，我很喜歡跟別人「比較」任何成績，一直問別人這次考試考的如何。雖然正確看待「比較」這件事可以讓自己進步，可是我用了一個很糟糕的心態去看待「比較」。我不但有了忌妒心，希望得到他人比我更好的東西或狀態，甚至病態到變成豔羨，希望別人的狀態可以跟我一樣甚至比我還要不好——最後我確實迷失了自己。因為我太在乎別人的狀態，根本忽略了自己的心理狀況；最終，因壓力太大，學測考前失眠，考得不理想。現在想起來，我覺得那時候的我好像得到了「憂鬱症」，其實高三那年我沒有一天是快樂的！

## ▌鈴木一朗的快樂與痛苦

鈴木一郎曾表示其一生中最快樂的時光是棒球帶給他的；但最痛苦的時光也是棒球帶給他的。

我真的很謝謝《練習不快樂？！不快樂是一種本能，快樂是一種選擇》這本書，因為它讓我仔細地探索自己：為何我在高中時「學習」的路程遇到許多挫折，但還是希望在「學習」上得到別人的讚

賞。在國小、國中時，我發現因為身材的關係，同學們對我的第一印象都不太好；他們對我一開始的評語不是「呆」就是「笨」，所以我在團體生活中一開始都還蠻受傷的。於是，每次下課同學並不會約我出去玩，我只好待在教室裡寫作業讀書，一直到了第一次期中考後，同學們開始對我改觀、對我釋出善意。我認為可能的原因應該是「好成績＝好學生＝聰明」的刻板印象，讓同學們願意進一步跟我互動。我看完這本書才發現，當時的我也不知不覺把成績跟朋友畫上等號，只要我考得好就有交朋友的機會這錯誤的觀念。

然而，我高中踢到了一個大鐵板。高中課業不是比別人多花時間在課本上畫線，就能在考試中拿高分。天資不聰穎的我，必須要花更多時間把內容記到腦中，才敢應付考試(但也不一定考得好)。因此，我變得超級在乎分數；因此我會趁休息空檔時默背英單，我連體育課都會帶著英文單字書。當然，我這煞風景的舉動會受到許多同儕間的冷嘲熱諷。在高中時期我真的是個書呆子，講話超直接、不懂人情世故，所以受到許多臭男生的人身攻擊。雖然這些攻擊會影響我的心理狀態，但是我認為最根本的原因就是因為我誤認成績與朋友間的關係，把成績跟朋友畫上等號的錯誤觀念，所以我太在乎成績，最後反而造成反效果。

上了大學，我調適了我的心態，我不再在乎其他人的成績，我只跟自己比，以便確認自己有沒有進步。在大學期間，我「學習」到許多事。這「學習」不再是只來自課業方面，反而大部份是來自於課外活動。我察覺自己熱愛學習，只要持續在大腦或者技能上精進，就能安頓我的心靈。如同作家黃大米所說：「我的內心像頭獸，需要養分餵飽它，讓它停止吼叫。」[1]因此，我開始在放學後參與社

---

[1]《功勞只有你記得，老闆謝過就忘了：化打擊為祝福的 30 個命運翻轉明

團及志工活動、去聽演講、去上額外的課程、讀課外讀物，無法在課堂上得到的新感受，我靠下課後自己去獵捕。到目前為止，我一生中最痛苦的一切是學習帶給我的，但我一生中最快樂的時光也是學習帶給我的。

燈》。黃大米著作。寶瓶文化，2020。

## ▍消失的存在▍

古鐸湘

　　世界上最公平的事莫過於老化和死亡了，不論階級、財富、種族，人人都會遇到這個問題——但老了會怎麼樣呢？死後會去哪裡呢？未知總使人恐懼，我也不例外。看著阿公阿嬤牙齒隨著時間一顆一顆地掉、眼睛白內障、耳朵漸漸聽不到，我偶爾會感到害怕，心裡想著這就是我未來的樣子嗎？身體毛病越來越多，動不動就要去醫院檢查哪裡又出問題了，小則住院觀察幾天，大則要被推進手術房開刀，難道活到某個年紀後就要經歷這些嗎？到時候生活就只剩下反反覆覆進出醫院了嗎？

　　記得有段時間爸爸常常來往醫院，當時阿公身體不舒服卻檢查不出原因，只能一直重覆去醫院檢查、打點滴、躺病床、回家，那陣子看到阿公就算回家了也只能虛弱地一直躺在床上。為了讓阿公行動方便，爸爸甚至買了病床放在客廳讓阿公阿嬤搬到樓下睡，隨著日子一天一天地過，病情沒有好轉，我有種需要做好阿公要離世了的心理準備的預感。直到爸爸帶阿公去其他醫院後診斷出是輸尿管結石並開始治療後，阿公的狀況才開始好轉，看到阿公恢復了不少也能正常走路後，我鬆了一口氣。雖然我跟少話的阿公沒有很親，但放學回家能遇到出門散步的阿公，我很開心，慶幸自己還能夠跟阿公搭話問他要去哪裡，有種撿回了一條命的感覺，覺得我們家很幸運地受到上天的眷顧。但好景不常，阿嬤踏上阿公的腳步也開始進出醫院，爸爸又開始一陣奔波，但當時的我並不知道阿嬤到底生了什麼病，爸爸沒有特別告訴我，而我也沒有主動問爸爸，當下的

我只覺得阿嬤都沒有像阿公重複進出醫院，一定可以康復回家的！所以有時知道爸爸要去醫院的時候，我會充滿正能量地跟爸爸說「阿嬤加油！」爸爸也會笑著跟我一起幫阿嬤打氣。

　　而某天我傍晚回家後，爸爸突然提起問我要不要去醫院看看阿嬤，對阿嬤很有信心的我沒有多想就坐上了車。那天去醫院似乎沒有什麼特別的，我跟阿嬤打過招呼後就坐在一旁，又跟阿嬤講了幾句話，阿嬤說她不舒服暫時不想講話，我打量了這個單人病房一圈後就無聊地拿起手機看，直到阿嬤說她想去一趟廁所才劃破原本安靜的氛圍。我看著爸爸跟叔叔把阿嬤從病床上抱下來，兩個人合力將阿嬤抱進廁所，姑姑在一旁焦急地提醒他們不要讓阿嬤受傷了，而我雖然被爸爸從椅子上叫起來幫忙，但我卻手足無措地不知道自己還能做什麼，在廁所外等了一陣子後，阿嬤又被抱出廁所，看著虛弱的阿嬤、聽著爸爸描述剛剛廁所內的狀況，我才知道阿嬤剛進去吐了，她已經吐到連綠色的膽汁也吐出來了——聽到的當下，我內心一陣衝擊，一是驚嚇、二是擔憂，但我仍然沒有多問，我繼續保持沈默地看著病床上痛苦的阿嬤，過了一會兒，爸爸找的護理師來關心阿嬤了，他專業、溫柔地用台語問了阿嬤哪裡不舒服、有什麼感覺，最後再幫阿嬤重新調整了點滴便離開病房了。

　　過沒多久，爸爸問了我要不要回家，雖然我說我可以繼續待在醫院，但爸爸希望我先回家吃飯、看書，所以又將我送回家裡，他自己再開車回醫院繼續照顧阿嬤。回到家，我跟平常一樣做自己的事，直到晚上十一點多突然被表姐打的一通電話通知要到阿嬤家，她只在電話中說「阿嬤回來了」，但今天才去醫院的我心想怎麼可能，阿嬤身體還很虛弱，怎麼可能現在就回來——直到救護車到阿嬤家門口，聽到救護人員叫阿嬤的全名告訴她已經到家了，又看到

阿嬤閉著眼安靜地躺在擔架上，我才知道什麼是「阿嬤回來了」。救護人員告訴爸爸、叔叔後續該怎麼做就離開了，突然間隔壁的阿婆和其他陸陸續續來的鄰居前來向我們節哀，跟我們一起為阿嬤誦經。，阿婆還叮囑我跟表姐不要讓阿公從樓上下來，擔心他會沒辦法承受，但阿公還是緩慢地走下來坐在我們旁邊，他沒有哭也沒有慌，阿公只是輕輕地告訴我們：「人都有生離死別，老了離開很正常。」聽到這些話從阿公口中說出，我刻意不掉的眼淚一瞬間像水庫洩洪般從眼眶流了出來，後來幾乎邊哭邊誦經了一個晚上心情才慢慢平復，之後的一段時間每天都有唸經，而我的心境也比較不一樣了，雖然還是會有些難過，但會開始希望阿嬤在另一邊可以因為我們為她誦經而有被祝福的感覺。

　　阿嬤過世後又過沒多久，阿公開始失智了，而他遺忘的速度遠比我想像中的快，一開始只是會看起來有點癡呆，會想往外跑卻不記得怎麼回來，到後來阿公已經忘記最常照顧他的爸爸是他的誰、叫什麼，甚至跟電影《漫長的告別》的劇情一樣，阿公想要回「家」。照顧阿公的爸爸是這之中我覺得最辛苦的人，雖然已經請了外籍看護幫忙，但他仍常常熬夜看護著阿公，從晚上十二點到清晨五點。如果阿公都沒睡，那他也不能睡，如果阿公睡著了，他才能稍微瞇眼休息，甚至平常爸爸只要有空就會過去和外籍看護一起照顧阿公，不只是要把食物用果汁機打成流質一口一口幫阿公餵食；阿公便秘時，爸爸也要負責幫阿公挖糞便；甚至後期阿公開始有躁鬱的症狀後，爸爸需要一直盯著阿公，就怕他走著走著會跌倒撞到頭。只有偶爾醫生評估後開藥給阿公，阿公才會比較想睡，讓爸爸跟外籍看護可以有更多的時間休息。

　　最後在說長不長、說短不短的住院時間裡，阿公在病床上被迫

用約束帶束縛著，因為他已經把打點滴的針頭跟鼻胃管拔掉很多次了；就算回家也要帶上約束手套，為了讓他不要把自己抓傷——重複進出醫院、被綁在病床上大概就是阿公對人生最後的印象吧！阿公過世後，我們沒有為他誦經，因為生前的阿公是沒有信教的，他也不喜歡麻煩身邊的人，所以姑姑、爸爸、叔叔以相對簡單的方式送阿公最後一程，希望阿公跟阿嬤可以在另一邊都滿意子女送他離開的方式。

大概經歷了這些事三年後，我才開始想為什麼我到阿嬤離開後才知道阿嬤生的病是乳癌，為什麼我不主動去關心她？為什麼以前有機會和阿嬤一起睡，我卻因為難為情一直沒這麼做呢？為什麼不堅持留在醫院，錯過看阿嬤最後一面的機會？到阿公走了我才正面思考該怎麼面對失智的家人，三年的時間我都在想什麼、做什麼？過程中我只是一直在逃避令人難受的事實，等到一切結束了我才回頭想還有意義嗎？知道爸爸的辛苦為什麼不幫忙？因為麻煩？因為害怕？為什麼只站在一旁觀看一切像事不關己的模樣？各種自我檢討在那三年後才蜂擁而來，這樣還能改變什麼？

也許事後才思考都太遲了，已經改變不了已發生的事了。但我會帶著此遺憾度過剩下的人生，學習如何在下一次事情發生時做到不會讓自己遺憾，努力讓自己在以後爸爸老了可以像他照顧自己的父親一樣照顧他，我將帶著罪惡感度過餘生。

# ▌醫療疏失 ▌

邱采瑄

這件事情發生得很真實，也很令人難以置信。此事真人真事改編，經過當事人同意。

一天中午，我的家人帶著我和國小同學小翊[1]愉快地吃飯，當時的我們才國小。突然她的電話聲響起，那一通電話不知道為什麼格外刺耳難聽，震動著連整張桌子都在微微晃動，是小翊的奶奶打來的，電話裡傳來她爸爸被送往急診室，小翊飯都沒吃完，嘴巴都沒擦，便從椅子上跳下來，整個人站的直直的、眼神空洞，害怕和無助從眼角滑下來，我爸媽趕緊起身，鈔票一數遞給了店員，便匆匆忙忙帶著我和她離開餐廳，坐車趕往醫院。

短短時間內陪著小翊趕到了急診室，映入眼簾的是她的父親。她的父親被發現時，他倒在家門口，口吐白沫。所幸的是沒過多久就被鄰居發現，發現的當下便趕緊將他送醫急救。送醫過後，發現她父親的肝發炎指數（AST、ALT）飆高，經過醫生的判斷為猛爆性肝炎，搶救過後將她父親送進了加護病房，幸運的是，她的父親在當天晚上就醒來了。

後來，隔了一兩天，小翊的父親與醫療人員產生糾紛，力大無窮的他掙脫個個束縛，甚至五六個醫療人員無法將他固定住，繩子也無法將他綁住，加護病房人員只好將其注射鎮靜劑。但鎮靜劑的劑量打得過多，已經打到極限了，卻還是繼續施打，導致她爸爸心

---

[1] 小翊為虛構人名，並由當事人同意出版。

臟驟停。雖然最後有急救回來，但因為心臟停止的時間過長，來不及將人救活成原本的模樣，就這樣傷到了腦部，造成她爸爸身體不能動，但仍然保有意識。她父親可以聽到別人在說話，也可以聽得懂其他人在說什麼，不過因為氣切，他沒辦法說話。剛從加護病房轉到一般病房時，小翊的父親情況很不樂觀，比較沒有意識，是後來她的家人自費帶他去做其他治療，才變得好一點，變得可以笑、可以眨眼。

　　在最一剛開始，我的朋友及家屬還不清楚是醫院的疏失還是什麼緣故，是後來向醫院調閱了特殊護理紀錄，才知道是醫師的處理不當行為，失手將她的父親注射過量的鎮靜劑才導致呼吸心跳停止，造成了此悲劇的發生。很難想像吧！就在那短短時間內從猛爆性肝炎變成了終身癱瘓。

　　在這個疏失過後，醫院有和小翊的家屬談過說要賠償，但是因賠償的金額不多，他們便沒有向醫院索取賠償金；醫院轉而讓他父親繼續住在一般的病房，只不過醫院沒有向家屬收取住院費，一直住到了現在，算下來已經有十年之久了。在當下有一位實習醫生前來說明情況及道歉，但後來想一想，我是不知道當時那位實習醫生有沒有操作的職權？抑或是實習醫師擅自更改鎮靜劑劑量？還是說是被醫院推出來的，想要平息此事？這我們無從得知，詢問醫院的說明也沒有一個明確的解釋。但在十年前的台灣，台灣的醫療糾紛資訊欠缺且不完整，要當時的病患家屬們怎麼辦？我知道醫院在人力短缺的情況下，實習醫生往往會被推到第一線處理各個情況，尤其是急診室或是加護病房，這種情況屢見不鮮。在此，我想實習醫生是不得已，但醫院的人員配置也是一個大問題，都已經是屬於台灣大型規模的醫院，還會發生這種低級且不可逆的錯誤。

這件事情發生了這麼久，只要一想起，我的心情就像跌落萬丈深淵一樣，久久不能平復。我沒辦法想像如果是我，躺在病房、沒辦法動，各種活動都需要他人來幫忙我，長達了將近十年，十年！更可怕的是，我甚至是還有意識地待在一個小小的病房裡，這樣，我還算是「活著」嗎？我不知道。真的很難想像，一步小小的出錯，竟然釀成如此大禍，毀了一個人的人生。

　　如此活著，真的是「活著」嗎？還是是一種折磨？

　　我曾經很認真地和我朋友小翊討論這件事，真的要讓她的父親待在病房一輩子嗎？只能讓他以這副苟延殘喘的樣子繼續生活下去嗎？還是其實她爸爸也不希望這樣呢？我不知道。而她的想法和我一樣，但她不敢和她的家人說，畢竟這是一個沉重的問題。談過一次後我們就再也沒有提起件事。

　　在幾次的探訪中，我們坐在病房裡陪著她爸爸，聊著彼此的生活、聊課業，什麼都聊。她的爸爸總是露出一抹淺淺的微笑聽著我們兩個小女生談天說地。有時候天氣好，小翊便會推著她爸爸離開病房到外頭看看、曬曬太陽。隨著我們的長大，能陪伴她父親的時間越來越少；我們上大學後，到了外縣市讀書，回去的時間更少。

　　其實當時事發當下，除了讓她爸爸待在醫院請看護照護，小翊她們也有考慮要找長照機構，然而儘管台灣早在幾年前就轉變為高齡化社會並越來越重視長照，但在台灣長照機構的環境都不是非常適合，普遍缺乏資金、資源分配十分不均、設置的數量不多、且床位也不足。因此，那時小翊她們到長照機構探訪後，發現地點不但不適合，就連照顧者也嚴重失衡。

　　因為鎮靜劑劑量打太多這種低級的錯誤，衍生了許多問題，對於家庭和經濟都有不容小覷的影響。以前我常常到小翊她們家作

客，她們的家人從以前的有說有笑變得比較沉默，關係也變得不太好，時常會為了錢吵架，畢竟每一個月要花費請看護、買尿布墊、鼻胃管或是尿袋等等，如此龐大的開銷都要自己吞下來，醫院也沒有補助款項，只能靠著她家人的老人年金和政府給的微薄補助撐下來。我朋友<u>小翊</u>她的金錢壓力也變得相當大，相當是說等到她一畢業就要開始負債背起家中的經濟壓力，這種醫療疏失真的很要不得。

在診斷及治療中，難免都會有醫療疏失產生，或大或小。會產生醫療疏失有非常多的原因，在這起事件中，是因為藥物劑量的多寡。對我來說，我覺得既然已經發生了此不可逆的結果，針對患者，只能想辦法讓其生活品質在有限的範圍內提升至最高，並且肇事者一方要勇於面對問題，不管今天真的是實習醫生的錯或是主治醫生的疏失，都應該誠實坦承給予道歉，避免傷害擴大，而非「只有一位實習醫生」到場做說明及道歉。

根據美國醫學會的<u>道德與司法事務委員會</u>之《醫學道德守則》：

> 患者因為醫生的錯誤或判斷而導致重大併發症的情況偶爾會發生。醫生依據道德標準，有必要把所有事實向患者披露，以確保整體情況受到了解。縱然披露後可能會有法律責任，醫師誠實以對的作法也不應受影響。[2]

至今，我們還是對這件事的仍然有著偌大的遺憾，誰能想到，

---

[2] 美國醫學會(AMA)。2019。https://www.ama-assn.org/councils/council-ethical-judicial-affairs/about-council-ethical-judicial-affairs-ceja。5j/。中文翻譯出處：https://zh.wikipedia.org/wiki/%E9%86%AB%E7%99%82%E7%96%8F%E5%A4%B1。

如果是自己的父親好不容易從猛爆性肝炎急救回來，沒過多久便成了癱瘓患者，任誰都沒有辦法輕易接受這個結果，更不用說這件事情帶來的影響有多麼深了。

## ▊慢飛天使▊

廖廷軒

新聞裡常常報導一些孩童因為家境困苦或是失去親人等種種困難，被生活所逼，不得不比一般同年孩子更早成熟、學會獨立或甚至支撐一整個家……。看到那些小孩天真無邪透徹的雙眼，再看看他們弱小卻沉重的背影，總會不由自主地為他們長嘆一聲，卻同時也慶幸自己生在一個不愁吃穿的溫暖家庭。我知道新聞裡所播報的只是這些弱勢族群的冰山一角，我相信還有更多人的生活其實過得更加辛苦，可是他們卻不想讓旁人知道，隱藏自己最脆弱、最狼狽的一面，他們寧願把所有的苦都硬深深地吞進自己的肚裡，也不願得到他人的施捨或是同情。

其實我有一個小我兩歲的妹妹，但是她小時候因為被堂姐抱下樓時重心不穩，不小心摔下樓、撞傷了頭。雖然送醫後醫生說沒有大礙，但是幾個月後，爸媽就發現妹妹的學習能力比同齡小孩慢許多，該開口學說話時，她沒開口，靜靜地都不太發出聲音；該學會爬行、走路時，她不但沒起身摸索，連自行坐正都有困難；該學會吃飯、洗澡等生活自理能力時，她也沒學會……。這些種種跟不上大家的狀況讓家人非常擔心。在我的印象中，每個禮拜我常常跟著媽媽陪妹妹到台大、長庚、亞東、恩主公等醫院做積極的各種治療。有幾次令我印象特別深刻，最深刻的一次就是妹妹還不太會走路，物理治療師就把妹妹綁在跑步機上，按下跑步機按鈕，強迫她學會走路，但是我看到的卻是妹妹雙腳跪著，被跑步機拖行——下來時，雙腳紅腫破皮，甚至還流血，看到這一幕的我真的非常鼻酸

但是我一直默默地沒說什麼，因為我知道媽媽一定心都碎了……。媽媽為了照顧我和妹妹，辭掉了百貨公司櫃姐的工作，在連續好幾年妹妹密集復健的期間，每週一到週四的復健都是媽媽一個人一手包辦。她不曾喊苦喊累，因為她真心希望妹妹能夠一天比一天進步。我記得妹妹第一次開口叫媽媽時，我們一家人開心得抱在一起，那瞬間時間彷彿定格，好像一切的努力都是值得的。

在我國小時，我一直有一個願望就是可以和妹妹手牽着手一起去上學，或許在許多有兄弟姐妹的同學耳裡，聽起來非常可笑，他們甚至還會故意不和自己的兄弟姐妹一起走，但是這卻一直是我心中的小小願望。

雖然我很愛妹妹，但是小時候不懂事的我，總會非常在意陌生人對妹妹不友善的眼光。每次出去玩，妹妹常會因為太高興而發出奇怪的聲音或是做出引人注目的行為舉止，所以常會讓許多不理解的人露出厭惡、嫌棄的表情或議論紛紛。可能因為我本身自尊心強，所以常常會承受不了旁人的眼光，會大聲地制止妹妹，或是用強悍的方式詢問陌生人有什麼事，但是往往事後後悔不已。媽媽也因為這種事情和我溝通好多次，希望我不要那麼在意旁人的眼光，因為即使我們大聲斥責妹妹，她也不一定能馬上安靜下來，反而我們應該心平氣和地引導她，轉移她的注意力；而和陌生人辯解更是毫無意義，因為不理解的人，我們就算說破了嘴，他們終究不會理解，反而覺得我們在找藉口，把妹妹所做的行為合理化。其實到現在我都還在學習如何忽略那些對我們不友善的眼光，真的很難，因為我的內心總會有許多不解和疑問，我不懂那些人做出這些幼稚行為的用意；不懂他們為什麼沒辦法諒解不是有意的肢體接觸；不懂他們為什麼這麼惡劣，不知道做了那些看似無傷大雅的行為舉止卻深深

地刺傷了我們的心……。就連好多親戚都覺得妹妹是個累贅，是這個家的拖油瓶，而我最不能諒解的是老一輩的親人為了維持大家庭的和諧，寧願委屈爸媽，要他們不要再追究曾經發生的意外，但是有些人明明是罪魁禍首，現在卻過得自在的生活，完全當做啥事都沒發生過一樣，反而還要爸媽感謝他們讓我們提早知道妹妹頭腦發育緩慢，每次想到這裡心中的怒火就會莫名地油然而生。我知道，身為主要照顧者的媽媽可能這輩子都沒辦法平息心中的怒火。

　　隨著我漸漸長大，接觸到外面險惡的真實世界，看到社會的人情冷暖，生活的黑暗面越來越清晰。每次當我在外受傷，覺得心寒時，回到家，妹妹總會熱情地迎接我，在她那雙又大又圓的雙眼，我看不到壞心眼，只有天真無邪和愛湧出，那一刻，我的心像是被清澈的溪水洗滌乾淨，好像世界又是充滿美好和希望。記得國小時，有一次在學校受到委屈，一回到家我就放聲大哭，那時的妹妹還不太會用口語表達，但她似乎感覺到我的難過，她露出捨不得的表情，趕快拿一張衛生紙坐到我身邊幫我擦眼淚，雖然她一句話也沒說，但是我卻感受到無比的溫暖和安慰。有時我心情不好時，她也會唱歌給我聽，她總是用盡全力地以她的方式陪伴我度過總總低潮時刻，是她讓我變得成熟勇敢，也是她讓我保有一顆善良的心。

　　很多人會問我，以後等爸媽老了，就要換我照顧妹妹，這樣會不會壓力很大？我想或許物質上會使我有所壓力，但是和妹妹在一起反而可以短暫釋放心理上的壓力，因為和妹妹相處的時光是最單純、最不需要用任何心機的，不用考慮說出來的這句話是不是違背良心，更不用擔心無心脫口而出的話會得罪什麼人。而爸媽也擔心照顧妹妹會影響我的人生，所以曾告訴過我如果沒時間照顧妹妹可以請一個看護照顧妹妹就好，要去過屬於自己的生活，不要因為妹

妹而放棄了很好的機會。雖然爸媽口口聲聲只希望我不要欺負妹妹、不要讓妹妹餓到，讓她不愁吃穿快樂就好，但是我自己很清楚，從小我便享有許多資源，而這些是妹妹沒有享受到的——等我長大有能力我更應該回報。妹妹是我們一家人的，她的出現或許帶來許多驚喜和驚嚇，但是正因為如此，我的人生過得很不平凡，我會好好珍惜和家人相處的時光，好不容易這輩子相遇了，就應該好好把握在一起的每分每秒。

自從升上國中課業壓力變大，又因為學校的晚自習和補習，我的時間被很多例行公事擠壓到沒什麼時間好好陪伴家人、和家人坐下來慢慢吃飯，到現在，考到離家更遠的學校，沒辦法每天見到家人，很少有機會一起談天說笑、一起做家事、一起逛街買東西、出去玩等，即使好不容易回家，也都是在家休息。每次的連假，我總覺得特別短暫，感覺家裡的椅子我還沒坐熱，就又要回台中。說真的，我其實很害怕，我怕自己來不及陪伴家人，他們就離開了；很多時候意外總是發生得太突然、猝不及防；有時候一聲再見，卻是再也不見。這樣的例子實在太多，所以我心好急，好希望自己能快點長大，不用被很多事情侷限住，做自己想要做的事、和自己想要在一起的人，一起創造更多美好的回憶，讓我這一生沒有遺憾，同時守護好我們這個家永遠的寶貝天使。

# ▌崇醫之路 ▌

李明陽

「你以後想做什麼?」這是許多人小時候都曾被問過的問題,看著日劇中醫師在手術檯前,手持手術刀等各種工具,切割、治療、縫合,雙手宛如藝術家般起舞,像是蝴蝶般華麗、優雅——對美的定義由此開始,對血腥的畫面毫無畏懼,懷著對醫療團隊那種團隊默契、合作無間的嚮往,也在幼年於心中立下目標:「我要成為醫生」。

自兩歲被診斷出罹患氣喘開始至症狀不再復發,前後大約住了醫院十次左右;與同齡小孩一樣,追趕跑跳的童年,我也是有的,不同的是我需付出代價。幼稚園時期只要季節交替,溫差稍微大的日子,再加上略激烈的跑動,往往換來的便是後來熟的不能再熟的SOP[1]:稍微喘氣發展到喘不過氣→診所→急診→住院,以致我比常人多了不少待在醫院的日子。冰的不能吃、芒果不能吃、癢了不要抓,是反覆被媽媽提醒到已成反射動作的注意事項。唯有「盡量不要跑步」是我常搞砸的事情;「盡量」,是「能」還是「不能」?「能」的話,能跑多少?幼年的我總是抓不太準那個量,便往往沒在衡量,跑到盡興就對了!後果顯而易見,再度住院。對於跑的不節制與勉強自己,或許有另一個原因:記憶中是從國中開始聽到老師會詢問有沒有氣喘的同學,但後來才發現老師詢問氣喘這件事似乎也只是個形式,就如同上班打卡般自然,僅是詢問,讓老師知道罷了,慣

---

[1] SOP: Standard Operating Procedures;即標準作業程序。

例要測的 1600 公尺跑步，照樣要測，不會因患有氣喘而有任何特別對待，成績也比照常人計算。可想而知，國中十分在意成績的我當然是卯足全力去拚，每每盡全力、氣喘如牛，最後仍是倒數最後一名，甚至有幾次嚴重地被送去醫院。或許有人會問，盡力了卻得不到好的結果，甚至搞到住院會不會不甘心？必然會，但更多的是無奈——那時我便知道這世界不太友善，但接受事實的同時也為人生帶來不少體悟。

不確定其他病情的患者情況，僅說我自己對於住院的記憶，住院時醫院會在我手背上留下一個針頭，以便抽血或吊點滴。儘管住院是相當無聊的一件事，卻往往帶給我心靈的平靜，在手機仍未如此盛行的年代，實在沒什麼娛樂好做：症狀嚴重時就是吸著氧氣，盯著雪白的天花板發呆；大多時間都在睡覺，輕微時就會問醫生能否外出；若能外出便會讓我開心許久，彷彿外面的空氣都是香的，不管做什麼都比在醫院好玩百倍；不能的話就在病房外的走廊閒晃。每日的期待就是爸媽今天的早、午、晚餐會買什麼好吃的，或是今天能不能出去外面晃晃，如此而已。最為深刻的記憶莫過於每次主治醫生看診時，醫生後面都會跟隨不少實習生，醫生在巡房、在病床旁幫我看診時，就是一群人直接把我包圍起來，讓人感覺不太舒服：「這是相當典型的氣喘症狀，你們也來聽聽看。」主治醫生帶著彷彿看見良好實驗數據的笑容，接著便是旁邊的學生們一個個拿著聽診器來進行所謂的「觀察」——感覺到深深地被冒犯的同時，那刻，我不是一位患者，我只是一個良好的病例、物品。流程結束後，主治醫生便帶著一群人排成直排陸續步出病房，其中卻有兩位實習醫生特地留下來，微微鞠躬並說「謝謝」。那圍觀的場面，至今難忘，那兩聲「謝謝」，更是印象深刻，那也是我第一次對醫

生產生疑問：「這就是我想成為的醫生嗎？成為醫生後，我以後也會變成這樣嗎？」卻不知後來的自己沒有思考此答案的必要了。

離開私立國中進入公立高中後，許多管制都消失了；最主要的是手機使用不再受到諸多限制，生活中也多出了許多誘惑。當我的世界不再只專注於念書，甚至沉迷遊戲無法自拔，因此相較於國中，高中成績一落千丈；不再追求一百分，只求及格的自己，回過神來想要用功，回想起想讀醫的目標時——晚了。時常有那種大考突然崛起的案例，高中玩兩年社團高三才認真，考上台、清、交、成、政等大學或甚至是醫學系。我差不多也是最後一年開始努力，自己是不是不夠努力才考不上？別傻了，沒那麼努力者，資質必然是萬中選一；而相當努力者，背後的付出往往沒被報導出來。現實不是童話，更不是小說，一飛衝天者罕有，更不會是自己；當平庸者失去了努力，便什麼也不是了。

付出全力後，得到的結果離目標尚有巨大落差，對自己的失望以及讀書的疲憊，便放棄了重考這條路，在現有的成績上挑了一個不那麼討厭的科系讀了。為了醫學系的執念，詳細查閱了所學相關科目以及將來的執業環境；甚至有一段時間刻意去搜尋當醫生的缺點、醫學系的黑暗面，似乎這樣就能減輕沒考上醫學系的遺憾似的。全然的酸葡萄心理，現在或許也沒真正放下，半是看開半是妥協，回想起來有些可笑，更多的是無奈。但至今的體悟似乎也不是完全沒收穫，經歷了國中時期的頂端與高中沉淪低谷、進出醫院與醫師近距離接觸後，醫學系，或許並不是我真正要的也說不定，雖然仍有少許迷茫，也終於找到了方向。

我認為一名醫生，除了專業知識外，更重要的是一顆同理心。不必強求每人都要視病猶親，但至少得站在病患的角度想，病患也

是人，人與人最基本的尊重是不能少的，不會因為身為病患就低人一等，兩者間沒有高低貴賤之分，僅是醫病關係；而醫生也是人，總有一天必然也會生病，尊重病患的同時也是尊重自己的專業，這樣才能於無形中建構一種信賴關係，使專業更能被病人所信任，打造更為和諧的醫療環境。醫生自古以來都是個神聖的職業，一肩扛起病人的信任、健康，甚至是性命。不僅是醫生同理患者，患者也須體諒醫生，是他們耗費自己的時間、健康，去換來病人的健康、性命──無論目標如何改變，醫生永遠是我心中最高尚且偉大的職業。

## ▌抉擇▐

　　看著電影《漫長的告白》裡，爸爸躺在病床上的那最後一幕，讓我突然想起了去世多年的外公。

　　我至今仍無法忘記外公躺在冰櫃裡的樣子，相較於平常骨瘦如柴、身形佝僂的模樣，冰櫃裡的他略顯臃腫，皮膚偏黃，嘴巴微微張開，可以明顯地看到他皺皺的舌頭，我心裡明白那是插管後留下的痕跡。我也清楚地記得，當時他在醫院病床上迫切地想和我們說說話，卻只能發出嗚嗚嗚的聲響，也許是因為無法說話的無力感，也許他在那一刻也察覺到了自己的人生將盡，我看見眼淚默默地從他的眼眶冒出，那是我從小到大第一次見他流淚。

　　記憶裡的外公總是慈祥地笑著，我甚少看到他嚴詞厲色的模樣，或許也正因如此，就如同世人所說：「微笑是世界上是最好的良藥。」外公的身體一直硬朗，去醫院的次數也寥寥可數，因此我從來沒有想過一次小小的感冒竟會帶走他的生命；即使他走的時候已經九十七歲了。就像其他人所說的：「他年紀大了，這是沒辦法的事。」但我實在難以接受，我想我的母親也無法接受，所以她選擇急救，她選擇讓外公插管，繼續接受治療，直到最後一刻——也許是看到外公留下的眼淚，她才願意讓外公放棄治療，接受他的離開。我不知道到底什麼樣的抉擇才是正確的，但我時常會想，有些心裏生病的人，選擇以自殺的方式結束自己的性命；有些遭受病痛折磨的人，遠赴蘇黎世安樂死尋求解脫；有些早已失去意識的人，透過呼吸維持器苟延殘喘地活著；而有些已經死亡的人，每年花幾

十萬美金，企圖透過人體冷凍，讓自己在數萬年以後的未來再次甦醒。

　　某些人想從生命這個大黑洞解脫，而某些人卻奮不顧身地跳進去，只為了挖掘到更多，人類總是不滿足於現況——於是我們發明了安樂死，讓人們能夠毫無苦痛地離開；於是我們研究插管、氣切，只為了讓所愛的人能夠繼續陪在身邊；於是我們砸了大筆的金錢研究冷凍技術，希望有朝一日能夠看見那個不同的世界。

　　由於對於生命的渴求，醫療從不停下腳步，從古代的平均壽命三、四十歲，到如今的七、八十歲，人類已經跨出了很大的一步，但死亡仍舊是我們避不可免、人生必上的最後一堂課。龍應台在《天長地久：給美君的信》這本書中寫道：「死亡是另一個大冒險。」或許有的時候，我們就該讓那些人離開，讓他們前往人生的下一段旅程。我突然回想起外公去世之後，葬禮那天要蓋棺前的那個時段。那時候，幾乎身邊的每個人都在落淚，包括我，大家哭啊！喊啊！聲音十分吵雜。

　　隔著人群，我看著外公那張熟悉、平和的面容，我想他比我們任何一個人都要釋懷，我想他也許會笑著用他特有的客家腔說：「哎呀！有什麼好哭的！」我不知道今天如果換作是我，會不會為了能夠多一些和家人相處的時光或者為了多看看這個世界，而選擇用呼吸器維持自己的生命，但是我認為我們不需要為了活著的人，而阻擋了那些人前進的腳步，因為只要我們仍然記得他們的模樣、聲音，仍然記得與他們相處點點滴滴，他們就不會真正的離開。

　　不過，讓我有點無法理解的是：為什麼有人願意每年花數十萬美金冷凍已經死亡的自己。我不知道未來的科技會發展到什麼境界，但我不會想要活在一個沒有人認識自己的地方；而且，一個能

夠將死亡的人復活的世界，人要怎麼才能夠說自己是活著的，<u>孔子</u>說：「未知生，焉知死？」我相信倒過來也是一樣的，如果人類能夠永生，那麼活著真的還會有意義嗎？

　　人體冷凍的技術如果用在太空旅行必定是十分重要的存在，但將已經死亡的人體冷凍，對我來說就像電影《科學怪人》一樣不可思議。人類總是想解開關於生死的奧秘，先不論是否能夠成功，畢竟科技的發展誰也無法預料，但是這樣真的好嗎？

　　也許醫學有一天真的能夠解開人類大腦的奧秘，也許真的能夠發展出將意識移植到機器而讓我們能避免死亡的技術；也許那些垂垂老矣的老人們，都能不需面對衰老的命運，而獲得嶄新的人生。我不知道這樣的世界會比現在更好還是更糟，畢竟當我年幼時，曾經認為自己活到五十歲就夠了；但隨著年紀漸長，和這個世界建立的連結越深，對這個世界探索的渴望也就越大。慢慢地，我發現其實自己想做卻還沒做的還有很多很多，若是只能活到我從前所設想的五十歲，也就是說我只剩下三十年的壽命，這樣的人生似乎還是太短了。我們很難說時間、快樂這種東西有沒有所謂的「足夠」，畢竟人總是難以知足：只會爬的時候想學走路；會走路了之後又想飛；飛到雲上還不夠，還得上到月球才行。但也許就如同人體裡的端粒，因為有限的 DNA 複製次數而限制了人類的壽命；但當端粒能夠無限生長反而會形成更為致命的惡性腫瘤，也就是癌症。有沒有可能當我們越追求所謂的「永遠」，反而會適得其反，錯失那些能夠真正永遠留存的人、事、物？

　　我認為生命中最討厭卻又最可貴的一點就在於它的不可預測性；同樣的疾病、同樣的狀況，昨天那位病患被救了回來，今天的這位病患卻永遠離開了人世。我們從小在父母的陪伴下健康成長，

但有人一出生就是無腦兒，注定無法活過三天；有人透過電擊去顫器讓停止的心臟重新跳動；有人四肢健全地走進手術室，卻躺著離開了人間。生命和死亡都難以預測，但正是因為如此，正是因為我們無法預知那位病人會不會在這場簡單的小手術出了意外，也不知道另一位插管的病患最後能不能夠奇蹟地恢復自主呼吸，醫生才會盡自己最大的努力醫治病患，也才會小心翼翼地面對每一個手術。

有人渴求永生，但沒有死亡，生命也就沒有了價值。對於我們每一個人來說，正是因為知道身邊的人有一天會離開，而自己某天也將不在人世，因此我們才會懂得珍惜身邊的人，熱愛生命的一切，用力地思考，用力地活著。

關於這些事，其實我並沒有一個結論，也許我還需要更多時間和經歷來探尋屬於自己的答案，但是在這反覆思考的過程中，我好像更能夠理解他人的想法，包括我母親選擇讓外公插管，還有那些有錢人選擇人體冷凍讓自己用另一種形式活下去。人生的選擇不像考試一樣有對錯之分，也許透過這樣的思考能夠讓我在死亡來臨的那一刻，做好足夠的準備。

# ▌安樂死▐

林涵

　　「安樂死」一直都是一個爭議性的議題，這到底要不要合法？是否違反人權問題？這對病患到底好不好？這是不是在幫助別人自殺？

　　「安樂死」是指允許「他人」為患有不治之症或瀕臨死亡的病人施以足以致命的藥劑，使其在沒有痛苦之下安然離世。這對正在被病魔折磨而且就算用盡全力醫治也治不好、處於要死不死情況的病人來說或許是好的：早點結束痛苦療程，不再浪費醫療資源。而且，與其得靠醫療儀器的幫助下活下去、還需要別人的把屎把尿才可以生活，不如自己決定自己的生死，離開這個滿是病痛的身體，因為這樣的生活對他們來說根本沒有「尊嚴」可言。但是，從道德方面來看，這或許不妥當，有些人認為這是在間接殺人，而且通常家人不想那麼快就讓垂死的親人離開，因此努力藉由機械式維生系統及一堆醫療儀器維持他那微弱的心跳及呼吸，只為了自己心中的不捨。很多人認為，不管機會多渺茫，都有希望，因為畢竟仍有少數植物人在靠醫療儀器維持生命多年之後，竟奇蹟似地甦醒過來。

　　有時候，即使病患在意識清醒的時候決定要安樂死，但是家人不同意，堅持抱著最後的一絲絲希望要讓病患插管，認為說不定會出現奇蹟讓病人康復。但是出現奇蹟的機會極低，而且在等待的過程中又浪費很多醫療資源，病人也活得十分痛苦。漸凍人就是一個例子，他們慢慢地惡化，到最後，他們沒辦法動只能靠醫療儀器維持其生命，還需要家人或是看護照顧他們、幫他們翻身。如果是我，

我覺得不如死了算了，因為這樣只是徒增別人的麻煩，活著也不能幹嘛，完全沒了意義，只是藉由維生系統與機器的運轉讓心臟跳動而已，真的是太痛苦了。醫療延長了人的性命，卻忽略了病患因為這些無效醫療延長其瀕死的時間所帶來的摧殘與痛苦，臨終時竟不能舒舒服服地離開人世——他們要的是有尊嚴地離去，而不是全身插滿管子痛苦地延長生命。

我個人贊成安樂死。因為我覺得如果很痛苦、沒有自理生活的能力，而只能一整天無聊地躺在床上的話，那麼生活完全失去了意義反而會比死亡更加的痛苦，還不如舒舒服服地死去算了，也不會浪費病床、浪費醫療資源，把這些留給真正有需要的人。而且，我個人認為這樣死去感覺還滿帥氣、灑脫些。我相信許多病患應也是這樣想；我覺得安樂死或善終最大的阻礙真的就是家人的私心及自私，拜託家人們好好地替患者想想，站在他們的角度想想，他們真的十分的痛苦。

「安樂死」說得很簡單，但是，要申請安樂死十分的麻煩。舉瑞士安樂死[1]為例，欲申請安樂死的患者要先加入會員並繳交 300 美元的入會費與年費；再來是交付自己的醫療紀錄給醫生審核是否符合「安樂死」之資格，約要再花費 4000 美元；若醫生審核合格之後，申請者要與醫生晤談並詳細討論相關細節，醫生核可之後才可以進行安樂死，這些「安樂死」安排與晤談服務差不多又要再花上 4000 美元；處理後事與後續事宜，又要再花上 4000 美元。所以，林林總總，安樂死要花費大約 12,300 美元。此外，安樂死時，必須由患者自己來執行，不能假借其他人之手來完成。而安樂死的

---

[1] 儘管媒體與坊間多稱瑞士所實施的為「安樂死」(euthanasia)，較正確說法應是「協助自殺」(assisted suicide)。

申請到執行，大約需要耗費 3 個月。但是——我在想，如果病人病得很重，能不能撐得上 3 個月都不知道。再者，「安樂死」必須由申請者自己親自執行，如果他的行動能力沒辦法讓他親手執行、完成這些「安樂死」的動作怎麼辦？所以就算決定進行「安樂死」，也不確定到最後是否真的可以實行。而且在這過程中，如果申請者繳了一堆錢，對方機構卻裝死，這樣根本就是把錢丟到水裡面。況且，現在正值疫情期間，也不能這樣逕自跑出國去安樂死，就算沒有疫情，也無法保證在安樂死核准之後、申請者當時的情況是否允許他跑去瑞士進行安樂死。出國安樂死有一定的風險，但是如果這樣可以提早解脫，如果是我，我願意一試。

　　還有另一種讓深受病魔折磨的患者可以早日解脫的方法：《病人自主權利法》[2]。《病人自主權利法》是於相關規範下，讓仍具完全行為能力的病患透過預立醫療表明當其病至末期、成為永久植物人，或處於不可逆轉之昏迷或極重度失智時，不透過維生醫療以及人工營養及流體餵養以延長其性命之意願。我覺得這不錯，在意識清晰的時候，先行決定自己未來生大病或快死掉的時候，是否要拒絕維生醫療，不浪費醫療資源。不同國家的安樂死或協助自殺標準不一樣，有些國家的比較寬鬆，並沒有規定這必須是由患者自己執行，可以利用醫生之手執行；但是，這就造成了極大的疑慮，執行過程如果沒有錄影，我們無法確定這是不是病人自願性的安樂死，這也有可能是單純醫生受他人委託或是自己想謀殺該患者而假借「安樂死」之名合法殺人。就算有錄影或者是由患者親自執行，也沒辦法確定是不是患者自己的主動意願，可能是被他人威脅或者逼

[2]《病人自主權利法》；
https://law.moj.gov.tw/LawClass/LawAll.aspx?pcode=L0020189。

迫而去申請並執行「安樂死」，說不定有人在背後用槍抵著患者家人的頭，逼患者進行安樂死；也有可能患者是大富翁，孩子拿著繼承家產的遺書逼迫患者寫上自己的名字，好不容易成功後再逼他進行安樂死；或是以安樂死為要脅，逼迫渴望「安樂死」的富翁患者在遺書上註明自己可以拿到大量家產，才讓他進行安樂死。唉！真的是不孝子，說不定會出現像八點檔一樣的奇怪劇情，拿爸爸的手指頭去蓋手印在自己打好的〈財產分配遺書〉與〈安樂死申請書〉，若真是這樣，孩子為了財產、為了私利，親手謀殺了雙親，真的是太過分了。「死亡」是一件大事，這必須要謹慎考慮，然即使定了多嚴謹的法律，基本上一定會有漏洞，許多人就看上了這點，做出了一堆不道德的事。

　　很多醫生會希望〈安樂死同意書〉必須要有患者所有家人的簽名，以免在執行後被家人提告。但是又會有人不希望病患那麼早離開，打死也不願簽名；這些人單方面認為這是對患者好，其實很可能只是因他們自己的自私或私心，延長了患者痛苦的時間罷了。醫生又處於一個十分為難的處境，真的是辛苦醫護人員了。

　　如果要讓尚未同意安樂死的國家通過法案，變成一個合法安樂死國家的話，程序肯定麻煩。不僅要確立安樂死的條件、SOP[3]，還要建立一大堆相關法律條文，並進行開會、一連串投票表決……，過程十分的繁複與冗長；如果在過程中有一步走錯或是沒通過上級的同意或是投票不通過，又得全部重來，修改策略。所以很多身在不可安樂死的國家卻想安樂死的人們，只得跑出國安樂死，但是這又有一定的不確定性產生了。首先，垂死的患者要出國，必須要有親友的陪伴及協助；但是，如果親友不讓他安樂死，說不定連申請

---

[3] SOP: Standard Operation Procedure；即：標準作業程序。

書都不會幫他寄出去。就算親友願意幫忙，也已備妥安樂死相當可觀的費用，但出國後醫生卻評鑑不通過，也是沒有用——只能回國繼續承受病痛之苦，或是再去下一個國家試試看，但是會不會成功就不得而知了。好處就是可以在臨死前出國觀光一下，儘管患者身體飽受病魔摧殘……。

總而言之，「安樂死」是一個已存在並爭議已久的議題。不僅立法有疑慮，制定程序、執行標準、執行方法等也衍生出諸多問題。我覺得台灣既然不能實施安樂死，不妨考慮出國安樂死吧！順便趁這個機會出國晃晃，讓自己在生命的最終旅程中放鬆、快樂一下。

# ▌生命中的美好缺憾 ▌

陳亭仔

這陣子我所閱讀過最具有啟發性的書，莫過於《生命中的美好缺憾》。故事描寫了兩名癌症病童的一段愛情，也帶領我們從末期癌症病患的角度去看待世界。

## ▌對於生命的價值觀

本書的主軸是在描寫癌症病童奧古斯都和海瑟相遇並相識的故事。除此之外，也有許多內容是在探討生命的意義，以及死亡在即所帶來的影響。

身為一名末期癌症患者，女主角海瑟對於生命並沒有太多的熱情。她之所以活下去的原因，絕大部分是因為她的父母。「這世界上，唯一比在十六歲時罹癌更糟糕的事，莫過於擁有一名在十六歲時罹癌的小孩。」這是她在故事中的獨白。在我看來，這句話一方面體現了她對父母的愧疚，另一方面，卻也彰顯了她對父母的愛。

正如男主角奧古斯都的評價：她是個活得很輕巧的人。她知道，沒有什麼事物可以永遠存續於世上。當然，這並不代表她很厭世，她只是不認為在死去之後被別人記得有什麼重要的。奧古斯都對生死的看法則與她截然不同。一開始出場時，他說：他最害怕的就是遺忘。遺忘些什麼？就如他和女主角的對話之中常常提及的，他想要像那些史詩中的英雄或者被無數人景仰的大文豪那樣，被人們永遠銘記，留名青史。可惜的是，病魔纏身的他註定沒有那樣的機會。

儘管海瑟總是無法理解奧古斯都的執著，我個人卻覺得深有共鳴。或許是因為人們對於那些偉人的歌頌吧！我始終相信，人活在

這世界上，終極目標便是做一些「非常有意義」的事情，讓世人都能知道自己的才華與貢獻。我想，這也沒什麼不對，否則這世界上怎麼會有那麼多人渴望名聲與頭銜呢？

然而，海瑟對生死與生命的態度，卻讓我開始有了不同的想法。我還記得書中有一段，當奧古斯都說：「我想要被人記得。」她的回答是：「我記得你，你的父母和朋友們也記得你，難道這樣還不夠嗎？」這一句簡單的話，讓我開始有了不同的想法。的確，在人生中，擁有非凡的成就，能被許多人記得，確實是一件了不起的事情——但實際上，在那些人的生命中，你的名字也僅是微不足道的一部份，甚至連「過客」都稱不上，不是嗎？到頭來，能真正瞭解你的還是你最熟識、最重視的那些人，你也只能夠活在他們的心中。海瑟的話提醒了我：好好珍惜、陪伴你身邊的家人朋友，或許比什麼都更重要。

## ▌「抗癌鬥士」

身為長期罹患癌症的病人，兩名主角看待疾病的方式也與一般人不同。每次聽到有人說「某某人非常勇敢地和癌症戰鬥」，海瑟總是忍不住心想：「這種說法，就好像還有其他戰鬥的方式。」[1] 奧古斯都同樣對這種說法也有些不以為然。他說，從數據上來看，癌症病童當然沒有特別的勇敢或是善良，那為什麼大家好像——尤其在病人死後——都認為他們是很了不起的人呢？這個疑問讓我忍不住省思，因為事實上，以前的我對於癌症病人也總是有一種「抗癌鬥士」的既定印象。一直以來我不覺得這有什麼奇怪，但現在我開始思考，這個想法是不是太過於概括了？未來，如果我在醫療場

---

[1] 英文：as if there's another way to fight。

所中碰到罹患重症的病人，我會希望能更加全面地瞭解他的個性、背景，才能站在病人的立場為他考慮，而不是很直接地根據他的疾病貼上一個標籤。

我想，如果我是病人，我應該也會比較喜歡這樣。

我還記得書中有一段內容，那是在奧古斯都和海瑟剛認識的時候；那時，奧古斯都問海瑟說：「你的故事是什麼？」海瑟開始說起她被診斷出癌症和治療疾病的過程，但奧古斯都隨即打斷她：「哦！不！我要問的不是你得到癌症的故事，是你的故事。別告訴我你也是那些被疾病定義的人之一。」[2] 我覺得這對於一個醫療工作者來說，也同樣是很重要的。在面對病人時，我希望自己不只看到這個人的疾病，更要謹記他(她)也是個人，擁有自己的家庭、事業與生命尊嚴等，這些都要顧及，才是醫療的價值所在。

## ▎末期癌症的治療意義

在這本書中，海瑟和奧古斯都均接受許多次癌症療法，書中也常提到這些療法所帶來的痛苦。看到這些，令人不禁感嘆，這些治療簡直就是讓癌症病人僅剩的時間裡變得更辛苦、更絕望了，更何況，有些癌症病人無論再怎麼治療，他們的壽命也注定不會很長，且高額的治療費用也足以拖垮一個家庭。這讓人不禁想問：現代醫學這麼努力地尋找癌症療法，但它給病患的幫助真的會多過傷害嗎？

坦白說，我也曾經對這個問題非常疑惑。我覺得如果我是癌症病人，比起面對痛苦的治療，我搞不好還會想快點解脫算了。然而，

---

[2] "Not your cancer story. Your story. Interests, hobbies, passions, weird fetishes... Don't tell me you're one of those people who becomes their disease."

在看完本書後，我似乎從<u>海瑟</u>的經歷中找到了答案。

一開始<u>海瑟</u>被診斷出癌症時，她曾被認為只剩幾個月壽命。她一度在鬼門關前掙扎，所幸，一種實驗療法奇蹟般地奏效了，才讓她得以活下來。後來，雖然她依舊要仰賴機器維生，但她總算能過比較正常的生活，也是在那時她遇見了<u>奧古斯都</u>……。

我印象非常深刻的是在最後，<u>海瑟</u>為<u>奧古斯都</u>預先寫的禱詞。那時她是這麼說的：「我們都知道，在 0 跟 1 之前有無數的數字，事實上，每兩個數中間都是一個『無限』。有的『無限』或許比較大，有的比較小，而我當然希望我們能擁有更多——但是，奧古斯都，你不會知道我有多感謝你帶給我這個小小的『無限』。你在有限的時間中給了我永遠。」[3]看到這句話我才意識到，儘管時間短暫，但是對於像<u>海瑟</u>這樣的病患而言，人生最後的時光可以是極其珍貴的。

假如<u>海瑟</u>那時候沒有因為最新的癌症療法而活下來，她恐怕不會和<u>奧古斯都</u>相遇並度過人生中最快樂的一段日子。就如<u>海瑟</u>所說，看似短暫的時間其實有無限的可能——若生命有機會延續，很多絕症病人就有機會能完成人生最後的心願，或是能和家人好好道別，讓生命更加圓滿。

這些體悟，讓我對於癌症這種向來令人恐懼的疾病，有了更多

---

[3] "I can't talk about our love story so instead I will talk about math. I am not a mathematician, but I know this: there are infinite numbers between 0 and 1. There's .1 And .12 And .112 And an infinite collection of others. Of course, there is a bigger infinite set of numbers between 0 and 2, or between 0 and a million. Some infinities are bigger than other infinities. A writer we used to like taught us that. I want more numbers than I'm likely to get, and God, I want more numbers for Augustus Waters than he got. But, Gus, my love, I cannot tell you how thankful I am for our little infinity. You gave me a forever within the numbered days, and for that I am eternally grateful. I love you."

不同的理解。當然，在死亡即將到來之前，或許我們永遠無法理解那是什麼樣的感覺，但是閱讀本書讓我更能夠同理病患的感受，也更能深刻明白醫學的意義與價值所在。

## ▋ 無常的死亡 ▋

周詠燃

其實生與死在這個世界上，可以說是很平常的事，天天都會發生。可是，對於我們來說，生命的到來，是讓大家期待的事，而死亡，則是大家恐懼的事，我亦不例外。可是，死亡其實隨時都會在自己身上或身邊的人發生，這是無法避免的。

我有一個很喜歡的老師，雖然他是我遇過上堂規矩最多的老師，但無可否認他是一個很好的老師這個事實。這個老師的課都很有趣，具思考性，可以啟發學生思考，同時在課堂上會引導學生回答問題，給予學生們一個可以發表意見的空間，在學生發表意見後，他亦會表達他的想法。這種課堂上的互動令我獲益良多，在課後我亦會一直問他問題，他從來沒有露出過一絲的不耐煩，反而是很耐性地聆聽我的問題，解答我的好奇。可是，這一個那麼優秀的老師——已經離開了人間，變身成了一名天使了。但因為太突然的關係，我一直都沒有好好跟他道謝過，幸好的是，我有曾經被他教授過。

其實，從第一節課的時候，他在簡報上有展示過他前幾年的照片，我當時後並沒有在簡報上認出他，還想說老師是不是放錯照片了。照片上的老師，長得比較圓潤，臉上比較有血色，頭髮比較烏黑茂盛；而那個時侯的他，臉上一點血色都沒有，頭髮也變得稀少，身形更是瘦削得不行。在課堂上，老師經常覺得眼睛不舒服和咳嗽，我一開始以為這只是年紀大了便會有的小毛病，可是事實看起來好像並不是這樣子的。其實，身為醫學一年級生、未來醫師的我感到

有點內疚，這麼明顯的對比，我竟然沒有察覺到什麼不對勁的……。

同時，這位老師的教育精神令我感到十分敬佩。即使他身體不適，亦會開視訊讓我們可以報告，在報告後亦會給予建議或指出該改善的地方。有好幾次的視訊中，老師的右鼻孔都插著一團衛生紙，看起來雖然有一點點搞笑，但在後來我才知道原來他是因為流鼻血的關係，才會這樣子用衛生紙塞住鼻孔。老實說，這個老師真的上課上到沒法上為止，我這輩子從來沒看過那麼拼的老師，正常都是生病會休息，而這個老師卻生病不休息，仍要教導學生直到最後一刻，他可以說是我目前看過最震撼的生命教育，他的教誨我不會忘記，更會用最大的努力去實踐他所教過的道理。

直到有一天，我路過上課的教室，我看到門外張貼了一張公告，上面寫著：老師因身體不適停課一週，我才開始察覺到不對勁，加上我上禮拜傳給老師的電郵，一向很快就會回覆的老師，並沒有對我傳來任何的回覆。後來的我才得知，原來那一天就是老師離開的那一天。我很氣自己，為什麼沒有多問問老師問題，多跟老師討論，多跟老師聊聊天。人啊！就是這樣，失去了才懂得珍惜。

其實，當下的我，十分十分想家。身為僑生的我，一個人離鄉來到這邊念書，家人都在另外一端，也因為學業太忙的關係，導致我到了台灣三個多月，也只有打過一次電話給媽媽而已，想起來還蠻愧疚的。

經歷了老師的事後，我明白了死亡是有多麼突然的，同時亦明白了要把握時間好好跟身邊的人相處。加上其實外婆身體並沒有到很好，雖然她現在還是很有活力，但是她有很多小毛病，例如不時的胃病、膝蓋痛、高血壓等等。在上個月，我還記起那天我剛下課，媽媽就傳信息跟我說外婆進醫院了，當時我得知這個消息的時候除

了震驚外，還有一股害怕的情緒湧上心頭，於是我立即打電話給媽媽，好險外婆只是因為換了血壓藥，可能有點不適應的關係所以才會血壓過高。當時媽媽還開玩笑地說外婆是因為天天在擔心我會吃不飽穿不暖所以才會這樣。聽到媽媽的玩笑話時，老實說很愧疚，可是當時的我因為太忙碌的關係，所以只打了一通連十分鐘都不到的電話慰問一下。

　　所以，在得知那麼不幸的事情的晚上，我給媽媽打了電話，關心了一下我的家人，並向他們分享了自己在台灣所發生的事，以及說出了有關老師的事。媽媽在聽到我口中的不幸後，她反而安慰我，我那通電話足足跟家人聊了一個小時，原來啊！跟家人聊天是多麼開心，多麼幸福的一件事啊！

　　還有，其實我一直都不會主動傳信息給媽媽，每次都是她先主動問我近況，我才會隨便拍一張照片給她，傳幾句話回覆她。但現在，因為我領悟到生命是多麼可貴，要珍惜現在所擁有的道理後，我天天都會傳自己三餐的照片給她，讓她知道我有吃飽；我也會傳我所發生的事給她，讓她可以多了解一下我的生活，不會再惦掛著我的安全；而且，假如我有空的話，我也會打電話給她，關心一下她的近況。

　　及時行樂，一個多麼簡單的道理，可是卻很難做到。在現今的世界上，都市人都忙著上班、上學，導致大家都似乎忘了要多多關心身邊的人，多多陪一下身邊的人。加上，在如今這個科技發達的時代，很多人都習慣會以一到兩句的信息去代替打電話這個動作，但其實啊！關心你的那個人，很想要聽聽你的聲音，讓她知道你很安全，也當作是讓她感受你的存在。像我媽媽也是，有時候我只是傳信息給她，她會想要我多傳送些照片給她，其實她也只是想要看

看我的樣子。畢竟一個人出國留學，加上疫情，下一次能夠見面的時候都不知道會是多久以後的事情了。其實我經常都覺得我家人十分囉嗦，覺得他們話太多和擔心的太多，整天杞人憂天；有時我有時候只不過沒有理會他們的信息，媽媽就會連續傳信息給我，問我是不是出了什麼意外、發生了什麼事等等。但現在回想起來，其實她不是杞人憂天，而是生命就是那麼無常，下一秒的事情沒有人會知道；或許我下一秒會發生意外，也或許不會。我不是神，不可能在死亡前會得知自己快將死去。因此，長輩們只是了解到死亡是多麼平常、多麼突然，才會整天擔心後輩們的安全。

如果有時間的話，多陪伴身邊的人，多關心身邊的人。過多的擔心並沒有什麼不好的，因為沒有人知道下一個不幸會發生在哪個人身上，有可能是你，也有可能是你身邊的人。所以，把握當下，珍惜身邊的人才是活著最重要的事情，其他物質其實也只是浮雲而已，到面對死亡的時候就會變得一毛不值。

## ▌我與死亡的距離▐

LGC

死亡，這兩個字對很多人來說是終點，但在我心裡卻是個起點。

第一次面對死亡的記憶非常遙遠，那是曾祖母的逝世。曾祖父比她更早先走，所以孩童時與她相處的記憶相對地較清楚，有幸生活在四代同堂的家庭，從小就感受到大家庭人多的熱鬧，但也更容易體會到家人間彼此的摩擦。

曾祖母常常就是紛爭的開端，曾祖父走後，曾祖母有時會在半夜哭喊他的名字，甚至是開門站在門外舉著香訴說對他的思念。我對這場景印象如此深刻到連現在都還記得，這個舉動自然引來家裡不小的反彈，一來影響到我們的睡眠，二來怕打擾到鄰居，所以祖母常常與她產生紛爭——回憶中她們永遠在吵架，但在曾祖母的喪禮上，有一幕令年幼的我相當地震驚，在某一個環節，倏地突然很多人就跪了下來，尤其前一刻還嚴肅跟著後面親戚低語的阿嬤，下一秒就哭天搶地地喊著曾祖母的名字，跟著眾人一起跪爬進去了靈堂。之後聽母親訴說那時的回憶，在場年幼的孩子全部嚇得一起哭了起來，一時之間哭聲此起彼落，非常襯托喪事該有的場面，唯獨我一臉呆愣愣地，可能我那時沒見過這場面，還心疼地趕緊跑到前面幫他們擦眼淚，讓大人們哭笑不得。

那時的我是知道曾祖母離開了，去了很遠的地方，小小的心靈對死亡有了第一次的認識。那個記憶中曾與自己一起生活的家人，曾讓家中掀起不少波瀾、卻也是那麼慈祥的人，從活生生的到躺在插滿管子的病床上，我甚至沒有見到她最後一面。因為年幼無知，

死亡給予我的只有喪禮習俗的震撼，以及所有人滿面的哀愁。

第二次面對的死亡，是我自己的。

從小便在母親的安排下去上了很多補習班，高中時期考上所謂的升學班，班上很多同學成績都好的離譜，彼此也會時常研討課業與砥礪加油，在這個競爭的環境下，雖然自己的名次時常處於中間的排名，但也自認為差不到哪裡去。大學指考放榜那一天，當得知自己考上藥學系時，雖然不是自己的第一志願，但我依舊興奮地打給我母親，用顫抖的聲音跟她說這件消息，而她那天跟我說的話卻出乎我意料：「喔？那這樣算好嗎？我聽那個誰好像考到……」我彷彿被潑了一桶冷水，已經沒有心思繼續聽她講完，我只是想跟她分享我的喜悅，得到的卻是這種話。後來我才知道原來很多熟識的同學考上了醫學系，其中甚至有一位同學也申請到麻省理工學院。我那時候的心態大概是：對啊！在這群鋒芒畢露的人中，我這個成績又算點什麼。也許是這樣子的不甘、對母親那番話的不滿，又或是重考班的說服與誘導，我就這樣糊里糊塗地踏上重考之路。

殊不知那是到現在我仍覺得做過最錯誤的決定。規律的作息、枯燥的規劃、日復一日的讀書、吃飯、睡覺，班裡面的高壓式環境讓意志本就不是那麼堅定的我甚是痛苦，曾經看到有讀書讀到崩潰的同學歇斯底里地大吼，然後就再也沒看過他。憂鬱、躁鬱從這時開始找上我，到底憂鬱是怎麼樣一個感受？焦慮、煩悶的發生是家常便飯，全身無力、嗜睡，憂鬱彷彿是哈利波特裡的「催狂魔」，所有的快樂都被其吸食走。曾經看過羅琳提過一段適切的敘述，這種感覺就是「再也沒法想像自己會重新快樂起來。無望，這種非常垂死的感覺和悲傷有著很大區別。」那時的我每天醒來第一個想法便是，為什麼我要醒來？有一次我終於空洞地看著手上不知道什麼

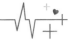

時候用曬衣繩綁好的繩結，在宿舍坐在床上喃喃自語道：「消失消失消失我要消失……」

　　但我還是沒有那個勇氣，我怕痛，也是在那一念之間我突然想到我的父母。在印度片《三個傻瓜》中，<u>法罕</u>為了解開與其父母親心中多年的結而向他們傾訴時，他說：每當自己想不開時便會打開他的皮包，裡面裝著的是他父母的相片。那是一種很矛盾的心態，我理應最恨的人竟是解救我的人。我為什麼恨母親？因為我從小到大都是為了符合她期待所過的生活，她幫我安排好了一切：「你應該要怎麼做、你這麼做才會有前途……。」為了家人的期待，我逐漸成為別人眼中的乖小孩，因為我不會說「不」，而當我終於想要掙脫她時卻發現我早就不知道自己本該是什麼模樣，不知道自己喜歡什麼、不知道自己的未來在何方——卻又是母親那一通電話把我從那個情緒中解脫：「你如果真的沒辦法撐下去，回家吧！你還有一間大學可以讀，不要累壞自己了。」搬回家的那一天，我和母親想擁而泣，淚水怎麼樣都止不住。

　　再一次面對的死亡，居然是我自己的。

　　這一次事情比較嚴重，我被退學了。

　　上了大學之後，憂鬱並沒有隨之離開，在大二下繁重的課業壓力、無法推託的系上活動、不佳的時間管理下，心中那隻「催狂魔」又捲土重來，我幾乎蹺掉了每一堂課、每一個期中期末，當家裡收到退學通知時，父親氣急敗壞地打電話：「你怎麼什麼都不跟我們說！」我沒有回答他，我只知道回過神來，我已經站在人生的懸崖邊。最可笑的是，這條路是我自己選的，不願尋求幫助的我其實早就知道會被退學，但我卻不願意設想任何方法或尋求任何人來解救自己，因為我覺得自己就是一個毫無用處的人。最後我又坐在高高

的床上、手上又是綁好的繩結，比上一次更進一步的是我已經把頭套進去了，這一次死亡在向我招手，只要跳下去，什麼都不必想、什麼都不必做，我心裡想著過去所做每一個錯誤的決定、自己的懦弱，每一個晚上都要經歷莫名的失落與心理痛苦，然後我想到之前一切的努力。沒有錯，死了什麼都會消失，不管是好的壞的，我想起我的朋友、我的家人，我曾經為了進這間最高學府所花費的精力，那一刻我痛哭，很不甘心我又沒有集滿足夠的勇氣去殺死自己，很痛恨為什麼人要有那麼多羈絆與牽掛——那一晚之後我依舊活著，徒留一具空洞的軀殼。

過了好些年，我終於跟我父母達成了和解，現在我就是一位平凡的大學生。至始至終，我從未跟我父母談論過這些事情，但我自己學會找方法開導自己；我會跟朋友、同學和老師分享，嚴重時也會去找心理醫生洽談，但已經很久沒有這樣子了。這種接近死亡的經歷改變我很多，以前的我是個比較孤僻內向的孩子，很感謝一些朋友陪伴與交流，讓我越來越學著表達自己內心的感受，也越來越不吝於表達對家人的愛，長大後也越看越多，開闊的視野讓我不再鑽牛角尖。

當 2020 年底發生多名台大生自殺時，我已經離校，但心中不免會起一陣雞皮疙瘩，以我的狀況如果那時還待在那的話，或許我也會加入他們，但最令我痛心的卻是一些網路上不堪的言論：「都考上了台大了，難道不會再想一想嗎？」、「那些被你們遺棄下來、愛你的人怎麼辦？」、「爛草莓」——要知道，2019 年全國大專院校有 59 人輕生致死、截至 2020 年 12 月有 76 名同學輕生致死，要不是今天出事的是在頂大，有多少人會知道、甚至關心這些問題？無論什麼原因，無論我們在什麼學校，體制總是沒有早一點提供相對

應的心理健康教育和輔導，一些心理早已千瘡百孔卻毫無病識感的學生比比皆是。逝去的他們不需要你們的品頭論足，你永遠不知道在他們決定自縊前的人生過得有多麼痛苦。對我來說，痛苦沒有辦法比較，每一個人走過的路不一樣、抗壓性不一樣、個性不一樣，總而言之就是不一樣的個體——在另一條陽關道前批評我的獨木橋？那是真的站著講話不腰疼，我的橋還可能已經搖搖欲墜。有一首歌是這麼寫的，我覺得很貼切地形容當今社會投予我們的眼光和我們自身的心境：

> 他們說我是沒有用的年輕人
> 只顧著自己眼中沒有其他人
> 他們說我是沒有用的年輕人
> 不懂得犧牲只想過得安穩
>
> 我知道我是沒有用的年輕人
> 只聽見期盼卻不曾看到未來
> 我知道我是沒有用的年輕人
> 委屈時只敢這樣喃喃自語
>
> 我知道我是沒有用的年輕人
> 只聽見期盼卻不曾看到未來
> 我知道我是沒有用的年輕人
> 委屈時只敢這樣喃喃自語[1]

　　對他們的離開，我們能做的就是悼念以及開始多多關心身邊的朋友，甚至是自己。電影《陽光普照》中，有一句台詞是這麼說著：

---

[1] 〈他們說我是沒用的年輕人〉。好樂團。2020。

「有陽光的地方就會有陰影。」我們總是以光明面待人，卻沒有好好善待自己的黑暗。所以，別總是獨留陽光給其他人，適時照料一下自己吧！

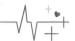

## ▌回家▐

雪祈

　　過去，我對於死亡這件事情總是很無感，直到後來的某一天，我家死掉了一隻小動物——那是一條從我有記憶以來就陪著我一起長大的魚，同時，牠也是一條聰明的魚。依稀還記得牠在我記憶中的最一開始是一條很兇的魚，每次只要一有人靠近魚缸，牠總是會很強烈地表現出牠的敵意；但是到後來，相處的時間久了，也許牠熟悉了我們家的環境，熟悉了這個家中的人事物，我發現牠逐漸變得溫馴了許多。不過牠的溫柔也僅給予我們家中的成員，只要對牠而言是生面孔的人，牠還是會像之前對待我們那般的警惕。相處的日子久了，牠對我而言也就如同是家人一般的存在了。

　　隨著日子一天一天的過去，或許是因為牠不會說話的緣故吧，我特別喜歡找牠說話，不管是開心的、不開心的還是傷心難過的。只要一有時間，我就會和牠分享我的生活點滴，和牠抱怨我生活中的大小瑣事，而牠就好像聽得懂我在說什麼似的，總是會給我一些反應。那個時候的我還曾經天真地以為美好的時光會一直持續下去……然而我卻忘記了牠只是一條魚。，而這個殘酷的現實卻硬生生地將我打醒——某一天，我們發現牠失去了過去那好像用不完的精力，一整個變得病懨懨的。牠的種種表現讓我們知道牠生病了，可是在我們用盡各種方式醫治牠過後，牠的病情仍然不見好轉，最後牠仍然不敵病魔的侵犯而離開了我們。從發現牠生病一直到牠離開我們所經過的時間非常地短暫，在那些日子裡，我每天總是盼望著牠會好起來，可是牠的情況不但沒有好轉，反而還日趨嚴重，直

到再也吃不下任何食物，樣子越發消瘦，最後變成皮包骨的模樣耗盡牠的最後一口氣，從魚缸的最上方一路沉沒到水底下。而我全程目睹了那個過程，看著那樣的牠，我覺得我的心很痛……但是很奇怪的是在牠離開的那個夜晚，大家都哭了，可是我卻連一滴眼淚都流不出來。

而那個夜晚，是我第一次失去對我生命而言很重要的一部份，過去我並不是沒有參加過親戚的喪禮，只是過去都未曾出現過像現在這般像是心裡空了一塊，缺少了一點什麼東西的感覺。我想或許是相處時間的關係，又或者是其他我不清楚的緣故。那是我第一次真實地接受到死亡帶給我的感覺，然而這也讓我意識到了一條生命會在何時消逝是多麼突然的一件事情。

後來，就在我進入中山醫來到台中的不久之後，我收到了外公過世的消息，當下的我瞬間面臨了非常兩難的狀況，一邊是外公永遠的離去，另一邊是只要請假就會少學習到非常多內容的一堂課。最終，在與父母親不斷溝通討論結果後，我非常不孝地沒有在我應該出現的那一天出現在外公的靈堂上，雖然在課程結束之後，我當下就立馬衝到了火車站，搭上火車回到家，但真正踏入靈堂也已是過了一天以後的事情了。雖然這一件事情已經過去一段時間了，但是時至今日這件事情也依舊還是讓我耿耿於懷，也讓我從那之後就經常不停地在思考著：想著要是當初的我沒有那麼的叛逆，沒有想著要離開家裡到外面的世界看一看的話，是不是我就不會面臨到那般兩難的窘境，是不是其實這兩件事情是可以同時得到的，不會因為選擇了其中一個就必須要放棄另外一個。

雖然我也知道這些事情想再多也已經沒有用了，畢竟該發生的都已經發生了，但是在經過這一次的事件之後，也讓我成長了許多，

使我重新思考了我的未來究竟該何去何從——也是從那個時候開始，讓我產生了想要「回家」的念頭，我覺得唯有待在家裡面，才能夠隨時隨地地陪伴在我愛的人的身邊。因此我開始尋找了各式各樣的考試，希望自己能透過這樣的方式回到家裡。最近幾個月以來，這個想法越來越強烈，因為最近過得有些忙碌，所以假日沒有辦法經常回家。在最近幾次回到家時，我很明顯地發現那個非常疼愛我，每次在我回家時總是會有很多話和我說不停的阿公，已經不再像過去那樣會和我說話說個不停。甚至有時候阿公好像還聽不懂我在和他說什麼似的，用一雙無辜的眼睛直直地盯著我看，最近一次回到家，也看見爸爸戴上了老花眼鏡。我發現，在我不在家的這段時間裡，即使這段時間非常短暫，但也可以發生了很多的事情，更何況是只要一有事情得忙起來，就會有一段長時間沒辦法回家的時候。因此這也提醒了我，他們是沒辦法陪伴我一輩子的，也讓我清楚地意識到在我學習長大的同時，我最愛的家人們也會慢慢地變老——但是我不希望再一次重蹈外公的覆轍，我希望自己不論何時都能夠一直陪伴在他們的身邊。

自從自己在成長的過程中經歷過各種事情之後，我相當不喜歡死亡；然而，「死亡」這一件事情之所以會讓我覺得很害怕的原因並不是因為我怕自己會死亡，而是我很害怕死亡會帶走我所珍愛的一切。現在的我正努力地在學習成為一位護理師的路上，而當初的我之所以會選擇讀護理系的原因除了自己本身對於這個科系的興趣之外，還有一部份的原因是來自於我的家人。因為媽媽是牙科助理，所以我從小就對於護理師的制服充滿了各式各樣的幻想。還有因為之前外公住院的時候，我曾經有到醫院去探視過外公，那個時候我看見了在病房裡忙進忙出的護理師的身影，看著那些護理人員

給予外公以及其他病患溫柔的照顧之後，不知道為什麼地讓我更加確信了自己想要走護理這一條路。我也不禁開始想著要是我能夠成為一位護理師，是不是我也能像他們照顧我外公那般，照顧著我的家人們。

一直以來我都希望自己能夠透過在大學學習的過程中學習到相關專業的知識，使自己能夠在未來家人們有需要時提供給他們良好的照護。但是就在近期經歷過這麼多事情之後，很多時候我的內心總會出現質疑自己的聲音，經常覺得自己雖然是因為希望學習到相關知識而選擇來到台中的，可是在這段時間裡面卻也不小心發現了人生無常、世事難料的一面——就如同外公的那件事情一樣，因此經常會覺得自己是不是做錯了選擇。

很多人常說「家是最安全的避風港。」以前的我很難理解這句話的意思，但我想如今的我非常地明白。現在的我只希望自己能趕快長大，趕快完成自己的學業，早日回到家，為他們撐起這個家，成為他們最強大的避風港。

## ▌我只是個工讀生▐

小菜

我只是一個在<u>中山附醫</u>打工的護理系學生。

我當初會選擇就讀護理系的原因只有兩個，第一，我本身對於醫療體系的科系就非常地喜歡，而且我看了很多醫療劇並被其吸引著，認為能夠協助醫生拯救或照顧他人的職業好像很帥氣──就帶著這種單純的想法填了護理系。再來是我本身物理的成績並不好，去工科的科系可能會很慘。到了大學認識了一些畢業的學長姐，大多數的人都是成績剛好落在這邊就選擇了護理，或者家裡的父母有人是在醫院工作就跟著念護理的人比比皆是，像我這種單純抱著熱情的人反而是少數。

我會開始在醫院打工的原因是因為剛好有認識的畢業學長說可以去醫院工讀，而且工作環境不錯，只要做一些簡單的事情，例如幫忙量血壓和體溫（生命徵象）就可以了，而且還可以在醫院裡面感受工作的氛圍，讓之後的實習能夠比其他同學更快習慣醫院的步調。但是呢？從來沒有人告訴我要量一整層樓三十到四十多床的生命徵象，一開始總是非常艱難的，要花大約二個小時才能完成，而到現在同樣的工作內容只需要一個小時左右就能完成，中間還有可能會幫忙學姊做其他事情。從連異常數值都不太清楚的我到現在竟能發現並主動告知學姊病人異常狀況；整體來說，我認為我自己在這份工作中有學習到一些新知，也有所成長。

工讀生其實跟護理師很不一樣的一個地方，就是沒有責任制，時間一到就可以直接下班了，不管工作是否有完成，畢竟我們是領

時薪的。不過基於我對於這份工作的尊重以及內心的自我要求，我會完成自己份內的工作才下班；我認為工讀生跟護生都有一件很重要的責任，就是不要讓學姊學長晚下班、不要耽誤他們的工作。畢竟九點多以後做完治療後，學姊學長還須打電話給值班醫師報告異常數值，所以我會盡量趕在他們做完治療前完成主要工作，將異常數值呈報給學姊，或者晚點再去確認一次數值是否仍異常。

在醫院工作，可以遇見很多不一樣的人事物。無論是遇到奇怪的病人和家屬，或者是對所有的醫護人員表達感謝的病患與家屬，無論是何種的狀況，我們都習以為常——但是我對於那些常常對我們醫護人員表達感謝的人，他們的感謝都是非常窩心的。對於我而言，病人從狀況不是那麼好到逐漸復原，過程當中我是會感受到心情愉快的，因為知道他正在痊癒，不需要我們的照顧之後他也能夠回復到其原有的生活水平，獨立地生活下去。

因為我只是個工讀生，能夠獨自一人做的工作不多，很多事都是不可以做的，特別是對於病人的侵入性治療；或者病人有一些的問題，因我不了解這個病人所以我必須上報給學姐，然後我得到答案之後再回去向病人回答這些問題。當然有一些問題我是能夠回答的，像是病人問某些部位的腫脹或些微疼痛是否正常，藉由一些簡單的觸診或視診就能夠回答的問題。這些也是我跟了很多次學姐，看了課本所獲取的知識。將過去的種種經驗，化作我成長的營養，正是我所期望的。

我工作的單位主要是收治骨科病人較多，只要是以骨科治療的病人幾乎都會送到我們單位來：從年輕人出車禍到老年人骨折、挫傷或者關節置換手術的病人都有。我個人對於這種外科治療的單位比較喜歡，畢竟大多的病人經過手術之後，不用過太久就能夠出院

了；像是內科的話，會住院的病人狀態都不好，入院前問題就很多了，所以整個住院期間病人狀況大多都會蠻糟的，我個人會有某種悲傷的感情油然而生。曾經有個病人在我們的單位住了好幾個月，因為有內科疾病的關係，整個人恢復緩慢加上長期臥床，壓傷的情況非常嚴重，每次去幫他量生命徵象的時候，他有時候非常虛弱，有時候精神還不錯，加上病人有時候也不按時吃藥、不吃飯，所以恢復緩慢，就這樣過了很久——每次經過他病房的時候，我都會感到有些抑鬱在心頭，直到聽說他即將出院的時候，我心裡也會由衷地為他感到高興。

我在工作的時候，特別是與病人在對話的過程當中，無論是在量生命徵象或是其他醫療照護，基本上我只是用著溫柔的語氣，但其實我是沒有帶著感情地在跟病人對話，雖然也不是什麼大不了的事情，但我希望自己能夠給予病人一些正面回饋。我曾在幫一名病人量血壓的過程，學姐剛好進來幫他做治療，量完後數值是正常的，學姐給予病人鼓勵，說「很棒，要繼續保持」，當下的同時我被學姐的行為感動到了。也有一次，我遇到了一位十幾歲的病人，第一次遇到的時候他才剛從加護病房轉出來而已，雖然血壓以正常人來說稍低了一些，但都挺正常的，有一天我幫他量完後發現數值稍微比平常高了一點，他非常高興地對我說到有比較高了；當下的那一刻，其實我的內心真誠地為他感到開心，我也順口地稱讚了他——雖然我只是個工讀生，無法做太多治療，但是病人的狀況好轉，我也會為病人的恢復感到高興。

我的腦海中一直總有一句話在無時無刻提醒我：「病人」這個字把它分開，醫師治「病」，護理師顧「人」，兩者在醫療過程當中缺一不可。我們就是醫師的眼睛，有一次，我在量測病人生命徵象

的時候，我注意到一個病人感覺很喘，所以量完的當下我就去拿血氧機測血氧，正當我認為血氧數值應該是 95 要收走的同時，數值顯示突然下降到 90，我就趕緊跑去跟學姐講，並且趕緊先給予病患氧氣。我認為這不是什麼值得炫耀的技能，但經過了這次的經驗，我認為我自己是有所成長的，我學會發現異狀之後並主動思考下一步如何去行動。在不久的未來，我會是一名護生，我知道自己有很多知識需要去學習，有很多的未知挑戰在等著我，我希望能夠將工讀生的經驗化作為我前進的助力，期待明天的自己能夠超越今天的自己。

我只是一名工讀生，但我喜歡我的工作，我也渴望成為一名優秀的護理師。

## ▌醫學於我 ▌

楊敏幼

　　雖然自己不是學醫的學生，但那些在診間或院中看到的情景總會令我動容。我想醫院是一個會使人流露真情的地方。在生死交關時，人們展現他們最脆弱的一面，也展現出其最溫暖與真實的一面。我總是對這樣的場域抱著既好奇又敬畏的心情，而還未真正步入實務場域的自己，除了從身邊的情境中設身處地思考，也從一部又一部的醫療劇當中，想像自己是站在患者面前的醫生，是站在醫生身旁的護理師，是接到護理師轉介的社工，是接受社工關懷的孩子，是在孩子面前故作堅強的患者母親。雖然在劇中呈現的醫院有時似乎過於理想，有時又似乎太過荒唐，但也許在醫院的工作確實會遇到自己覺得荒誕卻又真實地呈現在眼前的各式各樣的故事吧！

　　我一直認為自己距離「面對生死」還有好長好長的時間，而當我真切體悟到「珍惜身旁的人們」不再只是將自己置身事外的標語，是直到最近探望外公外婆的假期中領悟的。當時我們載著外公去看花海，但酷熱的天氣讓大家都暈頭轉向，我們便買了冰品一起享用，也給熱得直發牢騷的外公吃了二隻枝仔冰。隔天晚上大家在共進晚餐時，忽然聽見一陣反胃的聲音，抬起頭我們發現是外公，他把他吃下的食物都嘔了出來；但外公或許是為了不讓家人們擔心，隨即抿緊了嘴唇，甚至嘗試著把它吞回去，不想讓異物再從嘴巴流出，但殊不知它們還是從鼻子流了出來。外公皺著臉，仍緊抿著嘴，接過焦急的家人們遞上的衛生紙，不斷擦拭嘴巴，大家不停要外公把嘴裡的東西吐出來，但倔強的外公仍舊咬著嘴唇，一陣騷

動與清潔後，外公沒有再吃下任何東西。

　　對於還未接觸過生離死別的我來說，在當下才突然意識到生命的脆弱，因為誰也無法預測下一秒有什麼事即將到來。當晚母親憶起外公以前硬朗的模樣，講著講著也紅了眼眶。光是看到外公身體的衰弱，我們就已經感到如此地徬徨且難受，那當我們面對他們的離開時想必更難以接受。在課程中，看到一篇又一篇的文章提到安寧照顧的重要，且將病患家屬不願讓病人離開的執拗刻劃地如此深刻，我心中最初也對於家屬的堅持感到疑惑，為病患感到忿忿不平。但將親人的離開場景帶入到自己身上時，我想起一篇關於〈安樂死與親情的深層衝突〉的文章，我想若患者是我身邊最親近的人，哪怕他只是躺在病床上，用呼吸器維持生命，無法睜開雙眼，我仍認為光是那樣的「存在」，對我來說就是一種救贖，是生命中的一線希望——可是若我是躺在病床上的患者，卻又會希冀親人們不要再讓我承受更多的痛苦。所以我想在這樣兩難的情況下，沒有任何一方應當被責怪。

　　在安寧照護的議題之中，「同理」似乎是一個很重要的心境，而我也盡力地想達到「同理」，不論是在一個事件中的甲乙方還是對於患者。但忘了什麼時候開始，我不再有勇氣訴對方「我理解你」、「我知道那很痛苦」。我想我們只能盡力地從對方的角度設想，但因為自己沒有體會過對方的人生，那又有什麼資格大聲又驕傲地談自己的同理？我彷彿站在懸崖邊，對著即將墜落的人們說著：「我知道你很辛苦，但讓我們一起撐下去好嗎？」但那就是「同理」嗎？對於身處在情境中的人們，自己彷彿是一個說著風涼話的吃瓜群眾，在沒有跟對方身處同一個情況的狀態下，我們永遠無法道出真正的「同理」。在一本漸凍症患者的故事中，是如此描寫主角的心

境的:「他想奔跑、尖叫、哭泣、揮拳擊碎某個東西、打破某個東西、殺掉某個東西,然而他只能坐在沙發上,無能為力,艱難地呼吸,茫然盯著自己的影子反射在黑色光滑的電視螢幕上。」不論旁人怎麼說「我理解你」、「我知道很痛苦」,但只要不是當事人,那些我們盡力設想的情況,對他們來說可能只是巨大痛苦的冰山一角。我們就算再怎麼表現出自己的「同理」,那仍舊是停留在嘴上的一個詞藻,只是一種經過包裝的同情。

「醫學」原本對自己來說是一個遙不可及且高高在上的名詞,但隨著時間的推移,我漸漸看見長輩們口中的好前途,除了有令人稱羨的一面,也有充滿淚水的時刻,但又有許多令人動容的溫暖故事交織在其中。我曾在劇中看到一位醫學生,因為兒時看到醫師無比盡心地治療母親,她毅然決然地踏上醫學這條路,後來奇蹟般地在實習的醫院與那位醫生重逢——我想自己正在學習的助人工作也是如此。也許這在劇中的情境看起來過於順遂且美好,但醫生的確在許多人的生命中是一個很重要的轉捩點,不論是醫生醫治患者,還是助人工作者帶領案主,這一趟又一趟,以生命影響生命的旅程,那真切烙印在心中的感動,對於從事這些行業的人們來說,便是最彌足珍貴的事了。

# 敘事醫學閱讀反思

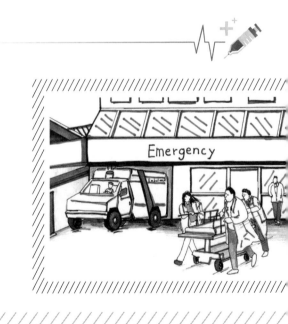

# ▌ 論道德 ▌

## 〈科學防疫的道德悖論〉[1]

浩　正、頤　玥、黃安綺、張君儀、巧　茹、毛溢紳、
楊謹亘、石家蘊、陳柔妃、王靜敏、林欣儀、吳宛庭

### ▌· 故事大綱 ·▌

　　文中作者描述於世界各地傳播的新型冠狀病毒（COVID-19）所造成人民恐慌，並探討各國防疫制度的反思與隱憂。而台灣人民歷經 SARS 的慘痛經驗下，在面對新冠肺炎的防疫時，是否將道德高地的批判合理化了？或因而造成彼此的對立與指責？防疫應是道德問題？還是科學問題？還是得兼顧道德與科學？

### ▌· 閱讀反思 ·▌

— 浩正 —

　　我認同科學防疫更勝於道德防疫。如金傅春教授所說：「防疫本來就不是道德問題，而是科學問題。」因為科學是根據實驗、數據等等較為客觀可靠的資訊佐證，而非只是因為「我覺得」之類的直覺而做出判斷。如同文章所提的大甲媽祖遶境議題來說，參與人數眾多(高達百萬人)且時間長(約十天)等等都是實際的數據，而長時間且人多的環境有很高的大型群聚傳染風險，也的確是更有說服力的說法。

---

[1]〈科學防疫的道德悖論〉。袁愷勳。《多維 TW》月刊 053 期。

為了達到全民理性防疫，需要讓科學防疫的觀念向下普及，不僅使得一般民眾甚至是資訊搜索能力不高的老年人也能了解，像是政府透過電視廣告的手法，傳達簡單易懂的防疫科普資訊。然而身處在資訊爆炸時代，不可避免的是假訊息的問題。例如曾經發生過有人假冒專業人士利用通訊媒體傳達假資訊，造成部分民眾被誤導。今後必然也會發生更多因疫情造成的衝突以及對立，在對抗病毒的同時、在以道德論述的同時，也須考量理性的科學層面，並注意資訊上的傳遞正確性。

\*\*\*\*\*\*\*\*\*\*

— 頊玥 —

我認為防疫從來就是科學的問題，與道德無關。

我認為所謂的道德就是普世價值觀，是源自普世大多數人對待事物的看法而約定成俗的一種約束；然而因為生長背景、教育環境的不同而產生個體的獨特性，讓我們對於許多事情有了不一樣的定義。所以並非所有人都會依照普世的道德來約束自己的人生，因此我認為道德這回事並無法成為防疫的基準，相較於此篇文章，我的判定會更極端一些。

武漢肺炎近日肆虐台灣的各個縣市，口罩、酒精、日常生活用品被瘋狂搶購，造成超市上防疫物資貨架上空蕩的情況，讓我不禁想起電影裡末日來臨的場景。這場疫情如同一面照妖鏡，照出了偽善者的面目、照出了人性的卑劣與貪婪，台灣人最自許的善良在病毒面前變得脆弱且不堪一擊。

近日來層出不窮的口罩裁罰案、攻擊醫護事件、公然群聚事件，

都一再地證明了台灣無法以道德作為防疫基準。且我認為台灣人民需要再加強自身對於疫情的相關知識，無論是從文獻或是書籍皆是適切的，而非全然相信媒體、電台等將政黨色彩凌駕於科學之上的資訊來源。此次疫情讓我們看見了來勢洶洶的病毒加上知識的匱乏使人們萬分惶恐，然而這樣的恐懼並未喚起民眾的內省機制，反而是讓他們變得更加無知可惡。人們選擇抨擊、獵巫、嘲諷，如同一隻瘋狗一般見人就咬，只要未能滿足其需求的就是惡人惡法，恐懼已經讓他們變得毫無理性可言，令人痛心疾首。

　　台灣真能以道德來做防疫嗎？不能。

＊＊＊＊＊＊＊＊＊

－黃安綺－

　　自從新型冠狀病毒造成的肺炎爆發以來，科學防疫與道德防疫的問題也浮上檯面。我其實也認同文章所說的科學防疫比道德防疫更靠得住，不過並不是因為這樣就要忽略道德防疫，應該要科學為主，道德為輔。科學相較起來擁有確實的數據、研究以及專業，而不像道德沒有一套固定的標準，所以更容易說服人民落實防疫。道德防疫為主會產生許多爭端，甚至有些人會開始道德綁架。像是文章中提到的當年 SARS 疫情，和平醫院爆發院內感染，政府一聲令下讓和平醫院封院，隔離了許多醫護人員以及病患。當時的說法是醫護的天職是救人，防疫視同作戰不能敵前抗命等等，後來導致許多生命因此殞落。這不就是道德綁架嗎？醫護救人是義務，難道醫護不是人嗎？若以道德防疫為主去對抗疫情是有其成效，也不過是靠輿論壓力，進而引起對立。但也不是因此就要放棄道德防疫，科

學為主道德為輔更加需要，只有科學的話就會太過制式化，變成只有規範在約束人民。不過要如何兼顧科學與道德，不讓道德淪為仇恨與綁架的工具，依舊是大家需要思考的問題。

\*\*\*\*\*\*\*\*\*\*

### ─張君儀─

在疫情出現時，許多民眾容易一味地相信媒體報導的訊息，而失去了對問題本身的判斷能力，此現象在老人家身上最容易見到。例如我的爺爺退休後大多時間都在家裡看電視，對於電視播報的訊息全盤接受，即使新聞報導了錯誤資訊他也不自知。長輩的 LINE 群組常出現有心人士造謠的不實訊息，他們便是看準了長輩容易相信媒體的特點，讓假訊息流傳在各個群組之間。

隨著科技的進步，訊息的傳播也相對越來越快，但如何判斷出正確的資訊與否，則是人人皆要學會的課題，而不是一直被假消息牽著鼻子走，甚至再誤導其他人。面對新的資訊需要多方查證，也要避免散播不實資訊給他人，造成不必要的恐慌以及受到法律的制裁。

‧‧‧‧‧‧

在疫情剛開始爆發時，許多地區都出現了口罩的搶購潮，由於買不到口罩加上疫情日漸嚴重，許多民眾開始感到恐慌：「我能在這波疫情中好好地生存下去嗎？那我的家人呢？他們能好好地活下去嗎？」而買到口罩的民眾，則是一直在想如何才能買到更多的口罩，自己用也好，給家人用也罷，大部分民眾都有「能買多少就

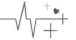

買多少」的自私心態，導致口罩在總量不足的情況下，大多落在特定人士的倉庫內，在資源有限的時期卻無法達到有效的利用。

幸好衛服部在初期就看見了民眾的不安，採取了口罩預購制，新增購買限制的方式以避免有民眾大量囤積口罩，真正有需要的人卻面臨無口罩可戴的危機。隨著口罩製造廠日日夜夜的趕工和政府制度的配合，台灣很快地就讓口罩有效地分配到每一位民眾手中，甚至還有餘力分配給其他有需要的國家。「Taiwan Can Help」的口號迅速在國際間傳開，也讓全世界看見台灣的溫暖，在嚴峻的疫情之下帶來永恆的感動。

**\*\*\*\*\*\*\*\*\***

─巧茹─

當年的 SARS 和平醫院事件，政府實施了道德防疫，以「道德之名」綁架醫護及院內一般民眾的自身權利。明明世界上的每一個人都該享有醫療以及免於曝露在危險生存環境的權利，可那時政府卻因為急於防疫如此脅迫醫護們，使他們的生命安全嚴重受到威脅。雖然就像文中所說：「道德本身就是一種不需要過多的論述與證據的強力理由。」但以道德來制約人民，有些時候反而是件不道德的事，我們不能要求醫護人員犧牲自己來成全這個社會的安全，因為醫護也都是人，誰不怕死？他們已經為我們付出很多了，已經夠辛苦了，所以更加不能輕易地將他們貼上不該屬於他們的標籤和汙名化，如果總是以道德相逼那才是真正的不道德。

幸好現在的系統已經進步了，不只醫療體制更完善，人們也漸漸懂得科學防疫，的確以「科學之名」行防疫之實，更加的有說服

力外，也比較不會引起觀感不好的問題。因為科學可以明確地說出為什麼不能這樣做，進而提出強而有力的依據來說明後果的嚴重性，讓人們可以理解自己不能這樣做的原因並進而選擇較合適的行為。我覺得這是非常好的，在這樣新興的世代，大家本都該為自己的行為負責任：該知道什麼樣的行為可能會對這個世界造成傷害；該清楚自己可以做什麼去守護自己和別人，而不是以不論理的道德理論去指責、去怪罪他人。

\*\*\*\*\*\*\*\*\*\*

－毛溢紳－

　　我認為所謂的道德悖論是基於不同立場，以不同視角來做思考所得出來的結果，因為法律是最低的道德標準，所以這邊就不討論違法的可能，而是討論更高層級的道德議題。道德是很主觀的，基於每個人不同的出身背景而有所不同，在不違法的前提底下，給予不同觀點的道德觀多一點包容與接納更是人民素質的展現。而道德悖論是怎麼發生的呢？有兩種可能：一種就是雙方道德觀點有所差異，導致事情無法取得共識；第二種就是儘管道德觀相似甚至相同，但是情況所逼讓人難以抉擇，就像是情侶間的萬年難題「女友和媽媽掉進水裡要救誰？」就算以相同觀點出發，仍會很為難。面對道德悖論沒有所謂正確的選擇，每個不同的選擇都基於不同的觀點出發，沒有絕對的是非對錯，只有當事者心理自認為最好的結果。

\*\*\*\*\*\*\*\*\*\*

# ※醫護也是勞工※

― 楊謹亘 ―

醫護人員不管是在十七年前的 SARS 時期或是現在的武漢肺炎時期，他們都是站在最前線的位置，也是風險最高最危險的位置，但對其限制卻也是最多的，甚至備受異樣眼光。還記得在一月初的時候，有一位醫師疑似插管時遭到傳染。這位醫師幫忙照顧重症患者忙進忙出，為病患做了許多不同的醫療處置，如此的盡心盡力，沒想到發生這件事時，竟然還有人說要把他開除，因為他沒資格當醫生。我的天啊！為什麼會有這種想法呢？他就是因為盡責，所以仍然願意為病患執行如此危險的工作，卻因此遭受感染，不只是他自己受到生命危險，他的家人們也一定非常難過吧！而且家人平時已經很少看見這位醫師回家了，發生了這種事情，一定又會被隔離——根本沒有人有資格批評這位醫師。

所以我認為醫護人員們也是一般人，他們也會恐懼會害怕，但是因為他們的盡責才能提供我們安全的環境，他們應該也要受到平等的對待以及尊重。

― 石家蘊 ―

不會有人否認醫生的天職是治病救人，這是他們接受的專業訓練，也是社會大眾賦予他們的期望。在一般情況下，大家在自己的崗位盡忠職守是本分，但在實際碰到危害生命的狀況下，不是所有人都願意挺身而出，也是人之常情。然而不論是 2003 年的非典型肺炎 SARS 還是最近大家生活鬧得雞飛狗跳的 COVID-19，社會輿

論仍就對醫護施加壓力、予以道德綁架。「生活中處處可見道德綁架，但沒有人可以，且應該承受所有維度的道德選擇。」[2]官員呼籲人民齊心共體時艱，用各種道德規範限制醫護諸多相關權益；從前有醫護人員工時長、過勞、薪資待遇等訴求，卻也不見多大改善。如今防疫亦是，政府是否有為這些站在第一線「拋家棄子」挺身而出的醫療團隊提供相應的措施和福利，讓他們姑且能少一些後顧之憂？而非一昧說著冠冕堂皇的場合話，彷彿塑造成英雄形象的他們就該接受這些高負荷的工作。

有時候會覺得有些諷刺，社會大眾既感謝一線人員，同時部分民眾卻又沒有正確價值觀去對待他們，甚至有些不恰當的行為在新聞播出──那後續呢？有沒有人介入為醫護爭取應有權利？真心希望台灣在這次疫情的重挫之下，也要真的看到社會、醫護底下真正的問題，能夠現在著手改變的不要事後再拖，不能現在做的那就在日後反省檢討時，以最快的效率做出有效解決辦法，台灣才能日益進步。

**********

---

[2]〈道德是來約束自己，談道德綁架陷阱、常見的謬誤話術？〉。侯智薰。(2017 年 12 月 28 日)。https://medium.com/y-pointer/moral-307ba82b983a。

－陳柔妃－

　　遇到道德難題時，到底該如何取捨？自保與不傷害他人若成了矛盾，那要如何做取捨呢？囤積口罩，字面上看到「囤積」，人們就覺得是個自私的行為，害那些真正需要使用到口罩的人卻買不到口罩；但以另一方面來說，其實囤積是一個自保的行為，你怎麼知道口罩何時會買不到，又或者是要如何定義「足夠」呢？

　　若以口罩的量來說，我認為要先以自身為主，買口罩時，可能家裡有了一、兩盒的量就算足夠了，不需要說家裡一整個櫃子放了十盒口罩，這樣就算是過度囤積了。可以多買，但不要多的太誇張，這樣既是自保，也算是把口罩留給其他有需要的人。

　　當出現了無法取捨，這時就是政府該伸出援手的時候了，國家具有公共定義的權威、具有懲罰機制，這些強制性的手法使之達到一個平衡——這看起來似乎是一個完美的出現，但政府若對我們的移動、財產等瞭若指掌，那我們的隱私呢？這也是一個很難去定義的部分。還有時候因為我們這個太自由的國家，導致會出現一些無中生有及錯誤的資訊，這就是「有一好沒兩好」，很難去避免，這些都是值得我們好好去思考的問題。

**\*\*\*\*\*\*\*\*\***

# ※論道德※

## 　　　—王靜敏—

何謂「道德」？遵守道德究竟是代表著正義，還是一昧盲從的鄉愿行為？

道德本是個人心中的一把尺，丈量著非黑非白的灰色地帶。然而，自古以來就長期存在著「聖賢道德跟從法」，社會上若有一位聲望高、地位高的人出面宣揚他自己所認為的道德，底下許多民眾就會開始盲從附議，也把這個道德當作是自己的標準，甚至，開始扭曲原本的道德觀。

「禮教」一詞便是最明顯的例子。一開始，「禮教」的概念是由儒家所提出，用以定位自己在社會中存在的位置，但經過時代更迭，卻演變成魯迅口中「禮教吃人」可怕的教條。文中「讓口罩」事件在我看來與此相似，當喪失自我判斷能力，隨多數聲音在浪裡逐流，心中的那把尺不再筆直，而是飄盪搖擺——此時，「有道德」反而成為一件令人生畏的事情。

在漫天喧鬧不休的道德爭論聲裡，請擦拭乾淨心中的明鏡，以心鏡觀事，明清濁黑白。

## 　　　—林欣儀—

「畢竟『道德』本身就是一種不需要過多的論述與證據的強力理由。」對於從漢朝開始接收儒家思想的中華人民而言，「道德」總是佔據我們評斷言行舉止合適與否的極大比重，但道德不應該是唯一標準。

以防疫為例，一件與科學、醫療相關的行動不應該只用道德來評斷。當新冠肺炎開始蔓延、當行政院長限制醫護人員出境，當媒體開始塑造抗議的醫護人員為棄職潛逃的形象時，我們絕對無法單用道德的角度來看待這件事。如果我們換位思考，以醫療人員的角度看待限制出境這件事時，或許我們會和那些正在為自身權益抗議的醫療人員一樣，爭取權益而不是服從指令，因為我們都知道這件事除了道德還牽扯到生命安全，因為我們都懂得保護自己。

「道德」是一把客觀的量尺，是可以被理性理解、討論、證成的。如果我們不用絕對的「道德防疫」或是「科學防疫」來決定防疫政策、防疫態度，而是以一個綜合的角度看待這件事，利用多方面的討論、包容，我認為這樣或許能達成最好的防疫共識。

― 吳宛庭 ―

每件工作都有其要承擔的社會壓力以及期望，如餐飲業被賦予要顧客至上的服務態度，若他們在職位上落跑，大家給予的負面意見多少就是：這個老闆或員工很隨興，我們去別的地方吃好了；但如若是消防員及醫護人員這些救人行業，在危急關頭的時候落跑，我們會刻下其不專業的標誌。其實思考著這問題的源頭，倒不像在討論道德，而是人民求自保及心安。人性都是自私的，尤其是關乎生命的時候，就會越渴求在防疫高端的人員穩住腳，進而給予他們安心的能量。只是有時我們總是說者無心，聽者有意，無心的不知道聽者的難處，只是想要表達當下的心情，聽的人卻不僅聽了進去，甚至聽進心坎裡。因此我想，在道德防疫與科學防疫下，其實不只引涉政策的完善制度，更提醒我們，在這生命的末端工作的我們，自我心靈照顧的重要與不易。

# 道德冰山下的世界

〈在自保與助人之間，武漢肺炎的道德難題〉[1]

江庭溦、陳宜琳、陳怡慈、浩　正、廖奕淇、林佳靜、
蘇玉玲、黃安綺、王玟雅、頤　玥、羅宜旻、李奕慧、
吳宛庭、陳柔妃、巧　茹、思　羽、林欣儀

## 故事大綱

　　文中遇到道德難題時，我們該怎麼取捨？作者提出我們在面對武漢肺炎應有的基本道德原則：自保原則、不傷害原則與協助他人原則。同時在遇到道德難題時，我們應該為了自保而不顧一切還是因有所取捨，諸如囤積口罩、集體隔離、社區感染等相關議題。同時，作者也探討基本道德原則間可能帶來的互相衝突，以及其與「自保原則」間之衝突……。

## 閱讀反思

－江庭溦－

　　回想去年新冠肺炎爆發時，全球人民人心惶惶，許多國家一次性爆發許多染疫案例。然而當時的台灣，除了台灣人民的自律外，最重要的是，因為有政府的介入加上醫護人員的最前線戰疫，才能夠守護今天的台灣。

---

[1] 〈在自保與助人之間，武漢肺炎的道德難題〉。陳嘉銘。
https://opinion.cw.com.tw/blog/profile/462/article/9032。

但由於最近台灣疫情逐漸嚴峻，外界的聲音開始質疑台灣防疫的能力，中央流行疫情指揮中心則每天定時召開記者會，每天思索防疫對策，沒日沒夜地思考怎麼做對台灣才是最好。然而政府的介入與規範，是否能真正達成成效，取決於政府防疫措施是否透明合理化，例如疫情的控制、疫苗接種數量、民生用品等，以及如何有效宣導政策、有辦法說服民眾，讓民眾相信政府的作為。

但由於人民的自保心態之自私行為，很難在真正的道德原則下去衡斷，例如民眾囤積口罩、酒精、各大民生用品等，這些作為是否有錯？害怕自己染疫，防護的確很重要，但可以將物資留給真正需要的人。防疫自身，防疫群體，一起守護這個社會。

· · · · · ·

台灣肺炎疫情近期升溫，造成人心惶惶，許多民眾為了防疫而開始全力搶盡口罩、酒精、糧食、衛生紙等民生用品，甚至台灣有限的新冠肺炎疫苗，民眾也搶得先鋒，想要事先比人家擁有抗體。面臨這樣的困境，道德，該從何說起。

在病毒的壓力下，不可避免的驚慌失措，人們總說自我保護最為重要，但其實保護自己的同時，亦也要保護他人。人人皆為個體，社會卻是群體；然而一個社會有多少人是在幫助我們這群個體，就比如醫師替我們看病，因此是否該換位思考，思考醫師為什麼需要替我們看病，難道醫師就不害怕受到病毒感染嗎？

病毒雖然具威脅性，但若我們做好自身防護，不僅防護自己也要防護他人並把物資留給真正需要的人。自我私心很難放下，但只要我們多一點同理，看看這社會的風景、相信台灣社會的人群，可以不需要公權力的介入就可以做到最好的防疫，也呼應文章的三項

道德原則：自保、不傷害、協助他人原則。多愛自己，也多愛這個社會。

\*\*\*\*\*\*\*\*\*

－陳宜琳－

　　文中將道德原則分為了三種：自保原則、不傷害原則及協助他人原則。就文章所提及的，即使我想遵守不傷害原則，可是卻不知道如何做，以及我怎麼知道自己的生命已經充分獲得保障等等。我認為道德的界定其實本來就很模糊，會依照個人的家庭教育及遇到的種種人事物所影響，因此也很難有一個標準答案。而且現在面對的又是可能危害到你我的大型傳染病，民眾難免會不安，在這個人人皆恐慌時期，政府是該站出來給予民眾一些方向。

　　像是訂定一些基本的規定：如搭大眾運輸時務必戴口罩、若發現疑似症狀請盡速就醫等，我認為有一些可參考的標準，對民眾來說是會更加安心。此外就上面的例子，我認為「自保」與「不傷害」原則，其實是可以不產生衝突的，且我覺得「不傷害」原則應該隸屬在「自保原則」內，像是自保的前提必須是不傷害他人，這樣可以減少造成鑽漏洞心態，像是有些人會以「我是為了自保才傷害他人」為由，合理化自己的行為。

　　道德原則的界定本身就不是有標準答案的，但當我們遇到危害到生命的狀況與沒有生命安全疑慮時，心態上又會不一樣，因此道德原則始終是個值得探討的議題。

\*\*\*\*\*\*\*\*\*

－陳怡慈－

事實上，人都是自私的，在對事情的考慮優先程度上，必定都是自我滿足後，才有心力和能力去為他人著想及付出——但自私等同於不良善嗎？在 COVID-19 剛開始爆發時，在群眾間引發了搶購和囤積的風潮，甚至到後來實施「口罩實名制」領取，排隊問題也引起了一陣譁然，人人恐懼這突如其來的嚴重病毒。尤其是每日看到新聞上的國際死亡人數不斷飆升，為了保護自己及家人，才有了搶購囤積問題。而對於這些問題，在網路更是掀起一片謾罵聲，惡意攻擊批評的事件不斷——這些人站在所謂的道德至高點來評論他人；但從另一個角度來看，他們不也是出於自利的觀點嗎？為了滿足自我需求，才會有了批評，那這是「善」？還是「不善」？

在自保和助人間，我們每個人如果能多做一些妥協，同理他人，理解自己需求和他人需求，從這樣的角度去思考事情，那麼道德界線就會被模糊。我認為「善良」應該是「設身處地，理解他人」，在共同抗疫期間，讓彼此之間少點衝突，多些同理。

\*\*\*\*\*\*\*\*\*\*

－浩正－

人性善，抑或性惡，是在價值觀的兩端。我的想法比較偏向：人是一體兩面、混沌、無從分別的。

人的價值觀，包含善惡，都是動態的，會隨著時間、經驗不停地在變動。人性的混沌我認為是說不清的，猶如老子說：「道可道，非常道。」它無法用一兩句話做結論，而透過人與環境的互動，時而顯現可視的善性，時而顯現可視的惡性。

人會被稱作萬物之靈、生物的頂點也許是因為人能在生物性上建立理性、思考道德等等高階抽象的概念，壓抑住生物性的本能。我認為「人不為己，天誅地滅」是建立在生物性上的想法。藉由道德教育，我們能增強人性混沌之中「善」的部分，思考自己部分的生物性，達到追求良善的社會環境。

　　回到 COVID-19 的議題，面對死亡的威脅，生物性的本能會被強化而企圖占有主導權，導致理性思考的部分退居其後，因而造成資源分配的不當。我覺得面對這樣對死亡的不確定性，雖然很難把持住恐懼的程度，但還是須盡量保持理性跟同理的心態，才不會造成資源上的過度掠奪。

**********

－廖奕淇－

　　文中提到三個道德原則：「自保原則」、「不傷害原則」和「協助他人原則」，這三件事都延伸出不同的選擇兩難。口罩跟酒精到底要囤到多少才能讓人安心？物資是不是該先讓給有需要的人？怎樣才算「不傷害他人」？當大家都沒安全感時，還有心力去協助別人嗎？這些疑問的根源都是我們對疫情的未知，因為不知道會持續多久，也對病毒的傳染力感到害怕。這時政府公權力的介入就變得非常重要，但這也需要建立在人民信任政府的前提之下，政府透過記者會或廣告資訊向民眾傳達疫情知識，以及更新疫情的狀況，並透過國家權力適度限制人民移動的自由和強制人民戴口罩。而現在台灣北部疫情日趨嚴重的情況下，我們更應該去實踐前面提到的三個原則，先保護好自己，既能讓身邊的人少一些危險也能把救護

資源讓給更需要的人，在這個危急時刻，不傷害原則也很重要。我想大家都是台灣島上的一份子，前陣子桃園醫院爆發疫情時，許多人都拒桃園人千里之外，現在疫情更嚴重的時候，大家應該先思考如何讓自己保持安全，而不是忙著檢討或搞分裂。

**********

－林佳靜－

在這人們都只想到自己的時代中，許多人都是以自己的利益和安全為優先考量，其他人皆為次要，包括在武漢疫情發生時也不例外。像是疫情一開始，口罩、衛生紙、酒精、衛生棉、泡麵等用品都被一掃而空，導致明明很一般的日常生活用品也淪落到需要凌晨去排隊才有可能買得到的珍貴稀有品，甚至可能到連排隊都買不到的地步，而這是什麼導致這種現象的？是明明只需購買一家人所需的量就足夠，但往往大家卻因恐慌，擔心以後買不到卻硬是買了超過所需量的好幾倍，導致本來可能足夠的物資卻莫名其妙地缺貨到很誇張的地步，價錢也因此水漲船高——但多買的那些東西真的用得到、用得完嗎？我想答案應該大多是否定的，大部分都變成佔空間的囤積品罷了，那為何當初要買那麼多呢？我明白大家恐慌害怕的心理，但在這種時候更應該冷靜下來、理性消費，買自己足夠用的量就好，應該把物資留給後面也有同樣需求的人，才不會導致其他人買不到。

**********

－ 蘇玉玲 －

在防疫的三個基本道德原則上的尺度掌握其實很難把握，每個人在資訊上可能不對等、對於死亡的恐懼甚至是凌駕在個人主義之前，對於道德原則這樣的尺度就更難以掌握——而在面前這些難題是否應該由國家機器介入呢？

我認為是可以有界線上的適時介入，以不會影響每個人的自我利益為前提，有效地做出可以促進國家利益亦可以增進個人福祉的行為。像是在進出八大類場所時理應全程配戴口罩，並且利用《傳染病防治法》強制進行配戴，在這樣的情況之中我認為不光是保護了自我讓被傳染的風險降低許多，同樣地也促進他人同樣的利益，同時達到了三個道德原則裡的兩個，其中的自保原則應是在無形中個人追求其生命保存、避免受到傷害的本能。

另外，在各個可以接收到資訊媒介中，政府利用高知識份子宣導行為以達到防疫的推動及規勸甚至是說服，其中也將個人道德上的「自保原則」促成對別人「不傷害」及「協助」。於是我想國家機器的適時介入對於個人在未知尺度上的掌握可以有很大的幫助，讓我們在這樣嚴峻的情況下仍適時保有最後一道防線。

‧ ‧ ‧ ‧ ‧ ‧

「想要不同於需要」，這在每個人的心裡應是知曉的，但在這疫情嚴峻的情況下，「口罩實名制」導致大排長龍的情況，人們瘋狂囤積口罩只為了在防疫時期自身可以得到最好的保護，甚至可能因為特定人士能有較高機率可以取得較多口罩的關係……。我認為在這情況下，「想要」便大過於了「需要」；在這情況下，供給市場上的口罩供給量逐漸低於市場的需求量，而造成這一波搶購熱潮的

貢獻，其中有一部份來自於新聞媒體。

　　以我們家為例，我的母親是個很愛操心的人，她平時喜愛利用看電視來獲取她所需的資訊，有時候新聞上報導什麼東西缺少時，她會以迅雷不及掩耳的速度立刻從住家附近找出所需物品的供應地點並買一大堆回家囤積。以這次的口罩為例子，她至少囤積了一個加深、加長的半個鐵櫃的量。而在一個多月後也就是現在疫情爆發的時刻卻意外地派上用場，但在疫情趨緩的前些日子裡卻意外地成為「囤積」這類的詞彙，於是在這樣情況下「想要」和「需要」僅是一線之隔，我們該如何去辨別、去選擇也成為重要的議題。

*********

─黃安綺─

　　最近臺灣突然開始疫情大爆發，一夕之間增加了許多本土個案造成人心惶惶。看著每天不斷攀升的數字，200 多、300 多、400 多……，人民會害怕、會焦慮是很正常的事情。原本認為臺灣還算淨土，其他國家那早已失控的疫情和我們對比起來，我們的國家就像遺世而獨立，然而現在曾經被稱為防疫第一名的臺灣也開始失守。這時候很多人做的事情居然不只是戴口罩、拿酒精消毒，還有在網路上批評政府、批評確診的人、批評醫護人員。我很認同在這個艱難的時期更要保有同理心，也不應該有謾罵的聲浪，這樣對防疫完全沒有幫助，只會增加仇恨與對立。

　　看到最近很多人在吵「校正回歸」的議題，一位醫檢師在臉書上發的文讓我了解到現在的醫療人力真的很不足，所以篩檢通報也會塞車，才有「校正回歸」的出現。我認為人民若多去探索相關事

情背後的原因，就能明白這其實沒有什麼好拿出來做文章的。最近也看到一篇是說有些醫護人員因為疫情嚴峻拒絕去上班或是不願意站在前線幫忙，而這時候又有許多網路酸民開始批評。「同理心」真的很重要，醫護人員和我們一樣是普通人，他們也會擔心害怕，畢竟只要一個人確診，其所愛之人也面臨著被感染的風險，而且誰也無法預知病情會惡化到什麼程度。希望臺灣人民能時時把「同理」放在心上，一起攜手度過這次的疫情難關。

\*\*\*\*\*\*\*\*\*\*

## ※將心比心※

— 王玟雅 —

這一波本土疫情來勢洶洶，看到每日新聞報導確診人數，大家人心惶惶，我們也會害怕重疊到公布確診者的足跡。疫情如此嚴峻但還是有人不怕，像是不戴口罩還嗆聲店員甚至出手毆打店員、不理政府規定仍自行開業在室內群聚打牌、一行人在溪邊玩水或是全程都沒戴口罩到涼亭泡茶。除了醫護人員在第一線搶救外，還有這些人民保母警察必須出勤來勸導或開罰單——每次看到這些新聞，心中不免很生氣，在這個共體時艱的時刻，有些人不但沒有自保的意識，如果因此確診也算是造成他人傷害，更別說還能協助他人，我覺得基本的道德原則應該還是要遵守。

這些守在第一線的醫護人員、警察、政府為的就是希望疫情能減緩，回歸以前安逸安適的生活，他們扛負著巨大的身心壓力駐守在最前線，為保護我們而戰。但共同防疫之下背後卻有不少防疫破

口，讓他們的努力白費了，所以希望大家能將心比心、自律團結以度過危機，讓這些每天無日無夜守在第一線的人能回家。

— 頊玥 —

只有在這種非常時期醫療體系、生醫科技才會比較被正視。然而這正視也並非是全然信服，更多的是半信半疑，台灣不是一個重視專業的國家，絕對不是！

我相信就讀醫藥大學的我們，對於一般公衛常識是再清楚不過的，而我們也較能理解醫護的窘境難處，這陣子醫技師、護理師、醫師站在風口浪尖承受著狂風暴雨。或許別人會覺得我泯滅天良，但我認為這場疫情最大的受害者不是染疫者，而是那些醫療人員，他們無論是選擇離開或是留下都會遭受抨擊。選擇自保的醫護人員會被站在道德制高點的人們冠上「逃兵」的罪名；選擇留下的卻又無法獲得該有的尊重，甚至還會被無情地傷害。

當政黨色彩凌駕於專業之上時，就會明白國民的科普教育並未在台灣被貫徹執行，人們寧可選擇相信一些毫無根據的政治屁話，也不願相信專業人員的準確資訊。舉 AZ 疫苗為例好了，曾經有個親戚跟我說他放棄施打 AZ 疫苗，因為 AZ 疫苗不好，我反問他哪裡不好，他回我說，因為某某政黨就是說它不好——我整個不明所以啊！

這個社會很荒謬，一群政治人物在檯面上對疫情評論得口沫橫飛，然而他們可能連疫苗機轉或 PCR 是什麼都搞得不清不楚。而台灣卻是由這群人在帶領，這樣的腐敗光用想的就令人萬分恐懼，他們曾否對專業人員將心比心？我想答案應該是否定的。

**\*\*\*\*\*\*\*\*\***

# ※保護自己也保護別人※

─羅宜旻─

　　文中提到三個道德原則：自保原則、不傷害原則、協助他人原則，若自己沒有餘力協助他人，至少做好自保與不傷害他人。

　　在疫情緊張的時刻，保護自己也保護別人是一個重要的原則。保護自己包括戴口罩、勤洗手、避免參加人多的聚會，少去公共場所等。保護別人指的是，若自己曾到高風險地區或接觸過相關人士，應確實落實居家檢疫、居家管理等防疫措施，避免接觸他人。然而，在保護自己同時，也須考量到他人是否需要協助或防疫物資。若自己已有充足的防疫物資，如酒精、口罩等，就不應該再大量囤積或趁機哄抬價格。台灣是一塊大家一同擁有的美好樂土，在這個嚴峻的時期，全民應該共體時艱，幫助別人也是在幫助自己。若自保過度而傷害到別人，反而會使這個社會更加混亂，最終也會讓自己陷入危機。

─王玟雅─

　　我也認同如果沒有餘力協助他人，那至少應該要做好自保與不傷害他人。最近看到一則新聞鬧得沸沸揚揚：有一位收治在負壓隔離病房的確診男子，疑似因為不滿隔離措施，覺得未受關注導致情緒不穩而失控，竟拿出水果刀砍傷院內的護理師，這三名護理師傷勢比想像中還要嚴重，有人韌帶斷裂、有人腹部受傷等。當時現場一片混亂，而且當時在隔壁床的護理師正在替患者做心肺復甦術，

不幸的是患者最後還是往生了。

　　這名男子不但沒有做好自保還傷害他人，也影響醫護人員救援患者的黃金時機，別人的命不是命嗎？疫情如此嚴峻，醫護人員已經忙得不可開交，希望大家能將心比心。目前政府方面是我們無法改變的，那何不改變自己，改變周圍的人？先把自己照顧好並確確實實地遵守規定，大家共體時艱，一定要互相體諒，更應尊重第一線的醫療人員，多一點溫暖的話語，少一點人身攻擊。


　　　　　　　　\*\*\*\*\*\*\*\*\*\*


　　　　　　　　—李奕慧—

　　我認為不論我們勸導及取締多少次，像這樣不遵守規定的人還是會一而再、再而三地出現，但那還是占少數，我相信大部分的人還是會好好地遵守規則。只是因為那些無理取鬧的人可能會被報導、被放大檢視，因此既然無法徹底遏止那些無視規定的人的行為，那麼就只能從我們自身做起：沒什麼重要的事就好好待在家；如果必要出門的話就戴好口罩、記錄下自己的足跡以便不時之需；回家時則馬上洗手換衣服，並且也向周遭的親朋好友宣導正確的防疫觀念。盡可能讓更多人了解到在這艱難時刻，全體人民一起團結的重要性。

　　而且我覺得我們不應該在這時候增加對立仇恨的言論，很常在網路上看到不少人在政府或是醫護人員出了一些差錯或是稍微不符合人民的期待時就會開始謾罵。但是我們都知道做任何決定都是不容易的，應該要擁有同理心、多看多聽、不接受假消息，並做好份內的事，如此才能共同挺過這次的危機，體現大家共患難的精神。

\*\*\*\*\*\*\*\*\*

# ※道德冰山下的世界※

─吳宛庭─

　　人性之私，我們不容迴避。總說著：人人為我，我為人人。但若到了虎口，又何來勇氣，真的願意拋下自我，從自保、不傷害、甚至到協助他人。姑且不論道德，兜兜轉轉的，無疑就是重新論述著我們存在的事實，因為我們是人，所以在意自己，不管多麼無私，還是希望自己的意識還存在。因此，生而為人，不必感到抱歉或自責，道德爾時背著人性而走，我們總是期待著對方給予我們最大的幫助，卻不想犧牲也生而為人的自己。

　　如說道德，那是最大的約束力，由內在改變讓我們發自內心跟隨；相反地，法律的約束就顯得相當小，只從外在來制約，但不容置疑的，它抓住了人貪生怕死的一面，讓我們相對的遵從，所以在疫情下，大家才格外地重視政策與政府因應的能力。除了整體一致的防疫策略，更看重的是人民有了目標，一個可以使我們被動自律的目標，所以大家開始比較「民主」與「共產」、「法治」與「人治」。但其實我認為，太過民主的國家，也可能會因為言論自由而被假訊息誤導了防疫資訊，也可能因太過依賴政府，而把「公親變事主」。但不管何時，人性都在社會裡，我們只是平時忽略。因此，在疫情洪流中人民繼續過日子的辦法，並非是藉由各自擁抱自由的國度，而是理性及自律的相互支援，文科理科各執專業，在共同決策下攜手邁進。

－陳柔妃－

「自保原則」、「不傷害原則」和「協助他人原則」下，道德的
界線該如何界定？在疫情嚴峻的這個時期，要先保護自身？還是要
協助他人為主呢？這實在是兩難……。而我認為當然是要先保護自
己，等到自己有能力時，再來幫助他人，但這之間的界線實在是太
難定義，要從中取得平衡也相當的不容易。政府的介入，或許就是
一種穩定知識的確定性，使每個人不會無止境地想要使用醫療資
源，而造成了不必要的浪費。政府規定每個人能夠購買的口罩數量，
就是很好的例子；當資源不充足但大家又有強烈的需求，因此規定
每人所能購買的量，也讓有更需要資源的醫護前線不需擔心有醫療
物資缺乏的可能性。

　　道德確實是最大的約束力，表面上道德看似無懲罰，不像法律
會遭到刑責處分、罰款，但道德上的言論壓力往往高出法律責任太
多。法律只是外在制約，但道德卻會造成心理上的壓迫。政府的政
策勢必要顧及到大部分人民的權利，在這民主的國家中，大家都能
說出自身的想法及意見，以致造成假消息的散播，造成民眾的恐慌
也是很常出現——所以擁有判斷真假的能力也是相當重要，並不是
看到的新聞消息都要照單全收，要去思考到底哪個是真，而哪個可
能是假。

－巧茹－

　　在嚴峻的疫情環境下，引發了許多道德上的議題，都值得我們
深思。當自己暴露在危險環境時，大部分的人一定都會先求自保，
其實我認為這也可以算是一種不傷害他人——不過要是在合理且
不做出太超過的事情上。舉文章中的口罩囤積為例，若人們都不戴

口罩，將會使疫情推向一個無法挽回的世界，不僅自己要面臨病症帶來的生命危機，更有可能將疾病傳染給他人，所以戴口罩是自我保護也是保護他人。然而囤積口罩這件事我想在不影響他人的情況下是可行的，當然很難去「定義」什麼的「量」算是影響到他人，我覺得只要不讓明顯太多的口罩積放在自己家中，只要儲備短時間內夠用的量就好了，讓自己不會遭受感染的風險也讓他人有免於危機的機會，讓大家一起努力，度過疫情。

俗話說：「法律是最低限度的道德。」當人們因為自身利益做出了不符合道德的事時，就需要法律來約束了。這時候，國家政策就顯得十分重要了，不過也不能只是盲目跟隨還是要有自我判斷能力。在疫情下有很多的事情、選擇、行為都需要我們自己細細思考後再做出行動，希望大家都能擁有道德心，在保護自己時同時也不傷害到他人的權益。

— 思羽 —

我認為在自保與助人之間，都有著道德遺留下來的痕跡。助人，是無私的奉獻，是願意付出一切且不求回報，是超越道德層面的境界。而自保，從字面上看下來，是自私、自利的，但我們卻忽略了，有時候不帶給其他人困擾，謹守好自己本分，也是一件難得且有道德的事情呢？

會有這樣的省思，是在當前疫情肆虐下，在新聞上看到的兩種極端的例子：某日本網紅，故意在人來人往的公共場所不配戴口罩拍攝影片，進而咳嗽、吐痰，最後不幸得到了新冠病毒而送往醫院治療。在我看來，一切都是咎由自取，但也因為他一個人，所消耗的醫療資源，醫護人力等，早已無法一一計算，更不用提他所到的

地方所造成的傳染風險，實是罄竹難書。而在疫情期間，許多醫護徹夜留守醫院照顧病患，冒著可能感染的風險，細心地呵護病人，這是助人的一種呈現。助人當前也需要自保，每個人都有自己的考量，以及需要實現的生命價值；自保不一定是自私的，保護好自己才有力量協助他人。道德是人與人互動的基礎，只要不妨礙他人，人人都有選擇成為自己想成為之人的權利，不需要被道德綁架，而深陷道德的囹圄裡。

**********

## ※先後順序※

### －林欣儀－

或許自保與助人之間存在著先後問題，我們是否需要犧牲自己去幫助他人？亦或是為了保護自我而傷害他人？我想，我們應該要在確保自身安全的情況下照顧他人。

先確認自己有足夠的安全及能力，再盡自己所能地幫助他人，如果我們能一直保有助人的心，那就可以避免造成傷害他人的情形發生。以購買口罩為例，為了確保自己的生命安全，我們必定會購買足夠自己使用的口罩數量；再者，以助人的心來看待這件事，我們也會了解別人也需要使用口罩才能受到保護，所以我們會適量地購買口罩，而不會為了自保而傷害他人，也不用為了助人而犧牲自己。

這時候的先後順序是基於事情的「輕重緩急」。從小到大總是

被教導要知道事情的輕重緩急，在處理每一件事時要先安排好先後順序，尤其在特別混亂的時候。照顧好自己是防疫過程裡最重要的一件事，而幫助他人則可以先緩緩，所以我們應當在確保自身安全之後再著手幫助他人，並抱持一顆助人的心面對每一件事。

— 陳宜琳 —

　　道德是個長久以來持續有人討論的議題，究竟是哪個優先？哪個其次？其實常常會因為個人的狀態不同而有所差異。我們常說助人為快樂之本，但這句話的前提通常是自身過的是安逸的生活下才有機會去執行的；反之，若現在心情煩悶，手邊的工作都做不完了，更別說要幫助別人了。

　　就以我自己與身邊的朋友為例，從小大多數人就被父母灌輸要幫助需要幫助的人，因此我心中也保有這種助人的觀念。但當我自身處於危險狀態時，像是因為突發事件導致我未在自己預期的時間內完成安排的事，心中便會產生焦慮。此時同學找我幫忙時，有時候我就會請他稍微等我一下，等我先把自己的急事處理完，再回覆他的問題；但相對地，我身邊有一些朋友，只要朋友間有問題，立刻放下手邊工作去協助他人。雖然大環境下的教育是相同的，但因為家庭、個性的不同，對於道德界定也會有所不同。

　　先後順序，與個人的價值觀與事件的輕重有關，沒有說誰對誰錯；但最基本地，「不傷害原則」我認為是必須遵守的。

**********

## ※鬆懈※

― 陳怡慈 ―

在疫情爆發前期，民眾面對突然的病毒引來一陣恐慌。剛開始，人人很勤於配戴口罩外出，也會在公共場合和人保持距離，酒精和紙巾更是不離身。但大約過了幾個月，在外很常看到有人不戴口罩，咳嗽或是流鼻水也不多加遮掩，種種行為都會讓我很懷疑這些人真的知道現在疫情的嚴重性嗎？或許人們會認為<u>台灣</u>的防疫相對於其他國家已經做得很好了，因而有了一絲鬆懈，但我認為，正是因台灣疫情有了控制，因此我們更要勤加保護自己與他人，而不能有了鬆懈而出現防疫破口。

我們學校不戴口罩的問題也很嚴重，尤其學校是人群聚集最多的場所，大家待在同一個密閉空間上課的時間很長，疾病的傳染力相對於其他傳染途徑也高出許多。原本我認為醫學大學的醫療常識應該要比常人更加充足，顯然地，人人都有了鬆懈的行為。

雖然我們不知道這次疫情還要延燒多久，是幾個月或是幾年，但我想說的是：人人都有保護自己與他人的責任，在全體人民的福祉面前，做好防疫更是義務的展現。

― 林佳靜 ―

<u>武漢肺炎</u>一開始時大家都很謹慎小心，例如路上幾乎99%的人都有乖乖地戴上口罩，如果沒戴反而會被投以異樣的眼光。進到餐廳或任何場所前都會先用酒精消毒雙手、大家幾乎都不外出去百貨公司、電影院、餐廳之類的場所群聚，都很遵守政府的規定。而在

我們政府的管理下，我國的疫情相較於其他國家算是非常不錯的；但隨著疫情越來越好轉，民眾也越來越鬆懈，像是走在路上隨處可見不戴口罩的民眾。大家因為前陣子太過壓抑，現在好轉後，一到假日觀光勝地就看見人山人海的景象，好像疫情根本沒有存在過。雖然了解民眾可能因為看到疫情逐漸趨緩，也漸漸地放下警戒心，但是別忘記其實我們還在與疫情奮戰中，所以希望大家還是能好好遵守規範。

－羅宜旻－

去年年初，武漢肺炎剛爆發時，正值過年期間，在新聞上看到返台台商確診肺炎並到過高雄某舞廳的消息，讓民眾十分恐慌。一波接著一波的疫情，也讓大家知道武漢肺炎強大的傳染力並意識到此次疫情的嚴重性。為求自保，大家紛紛戴起口罩，也有許多公眾人物帶頭響應「我 ok，你先領」的口罩禮讓運動，這些都是非常值得鼓勵的行為。然而，疫情不斷延燒，至今已經超過五百天，多數民眾漸漸對防疫生活感到疲乏、厭倦，也因政府防疫有成，讓民眾增加對政府的信任感，漸漸地，大家便鬆懈下來。此次的諾富特事件，感染逐漸擴大，疫情也向學校、社區蔓延，在這關鍵的時刻，大家一定要攜手挺過這次的難關，相互提醒防疫措施的重要並相互督促，才不枉費一年多來的努力。

－廖奕淇－

回想去年年初疫情剛大爆發時，大家瘋狂搶購口罩、消毒酒精，還有民生用品，出門在外格外小心、人人自危。但隨著時間過去，雖然看到台灣在疫情上有很亮眼的表現，而且我們國內的確診人數

相較日韓確實低出很多。而當疫情在可以控制的情況內，大家卻漸漸忘了肺炎還在肆虐，在人很多的公共空間（例如：百貨公司、公園，甚至是學校）都沒戴上口罩，彷彿疫情已經結束了一樣。結果在這週，台灣突然爆炸式地出現了許多確診案例，大家又開始害怕了，我從查詢到的確診人數與時間的折線圖看到，折線圖在高成長之後就會迅速下降一段時間，接著又突然迅速成長，由此可見民眾過了一段時間就會對疫情鬆懈。現在台灣疫情日趨嚴重，我認為文章中雖然鼓勵用科學來說服大家防疫，但在大家都講不聽的時候，適度的「道德綁架」還是有一定的必要，因為並不是每個人都擁有能夠替別人著想的思考能力。最後說到我們學校，還是希望同學們能乖乖戴上口罩，不然，大家都處在同一個密閉空間，實在很難保證每個人的安危。

## ▌護山河 ▌

〈「已簽不急救同意書...」 中研院學者記錄一線醫護抗疫心路〉[1]

石家蘊、李奕慧、陳宜琳、浩　正、林欣儀、廖奕淇、
江庭澂、張君儀、王靜敏、巧　茹、黃安綺、頊　玥、
陳怡慈、王玟雅、吳宛庭、林佳靜

### ▌・故事大綱・▌

　　中研院社會所副研究員蔡友月於研究中[2]收集二十八位第一線醫護人員的生命敘事。文中指出 COVID-19 讓第一線醫護人員因擔憂照顧確診病人而染疫，不敢回家；甚至有些第一線醫護人員考量可能未來會因而確診重症，早已簽署〈不急救同意書〉。同時在醫療工作壓力下還得面對 COVID-19 所帶來的污名化、心理壓力與死亡威脅。康豹也指出 COVID-19 不僅僅是一個疾病，同時它也是一個社會問題，因此希冀藉由不同的視角去了探討 COVID-19 的社會文化面向……。

### ▌・閱讀反思・▌

－石家蘊－

　　以二十一世紀前所未見的傳播速度，COVID-19 在全球各國肆

---

[1] 〈「已簽不急救同意書...」 中研院學者記錄一線醫護抗疫心路〉。記者簡惠茹。《自由時報》，2021 年 2 月 11 日。
https://news.ltn.com.tw/news/life/breakingnews/3438107。
[2] 〈COVID-19 人文社會科學短期研究小額補助計畫〉。康豹，2020。

虐橫行，從去年爆發至今，疫情依舊棘手。與他國相比，興許是曾面對過 2003 年和平醫院的 SARS，臺灣在防疫表現上還是值得嘉許。除了政策，社會大眾的高度配合和意識也是我們能成功熬過最初大爆發的一大原因。其中第一線的醫護人員，更讓人欽佩。他們運用專業，照護每一位染疫的病人，還得面對太多未知的事情，包含我眼前的這個人是否生病以及自己是不是會被傳染。即使全副武裝做足準備，穿上一層又一層嚴密的防護衣、消毒洗手，那種對於疾病無法掌控的不確定性，仍使得他們需要承受無法言喻的壓力。「已簽署不急救同意書」意味著什麼？是經過怎麼樣的心境轉折？我們很難去想像。他們身負重任，亦要承擔社會輿論施壓在其身上的壓力。醫護人員付出太多，也犧牲不少，他們值得我們給予更多的支持和感謝，而非責備；更不需要一堆正義魔人站在道德高點去批判他們。想要一起撐過難題，臺灣還需要更團結。

\*\*\*\*\*\*\*\*\*\*

－李奕慧－

在目前疫情仍存在的情況下，為我們盡心盡力、於前線辛苦奮鬥的除了政府人員，還有揮灑汗水的醫護人員。他們每天的工作環境就猶如戰場般艱辛，時時刻刻都必須保持警覺並小心翼翼照顧病人，即使有多層防護但不免仍會擔心哪天自己就是不幸的那個人。或許是因為我們不是醫護人員，無法感同身受醫護人員揹負著從事這行工作的使命感從而產生「犧牲小我，完成大我」的奉獻精神。雖然我們所做的事不及那些醫護人員，但在這嚴峻的疫情底下，為了將醫療資療讓給其他更需要的人，大家要共同努力。有些醫護人

員甚至簽下了所謂的〈不急救同意書〉，這不單看出面對如此可怕的病毒讓醫護人員必須理智地去想這些事情，也讓我們了解到，站在最前線的他們早已做好心理準備，即使有遭受感染的風險，仍然願意為了病人們在其病床間奔波。如今臺灣在世界上能有如此一番的防疫成果，也是那些辛苦的醫護人員們所努力來的成果。

\*\*\*\*\*\*\*\*\*\*

－陳宜琳－

疫情發生的當下，醫護人員必須處在第一線支援，面對感染的患者，雖然備有全套裝備，口罩、防護衣好幾層，但免不了心中會有產生害怕、未知、擔心的情緒出現。此外，除了要面對染疫的風險，醫護人員也會擔心是否會將病毒帶回家，傳染給家人，因而不敢回家。

在這種心理壓力之下，醫護人員在面對對疾病一無所知的患者，還得展現其專業態度並給予他們安心的感覺。我們對醫護人員除了感謝還是感謝，若沒有專業的他們堅守崗位，我相信台灣的疫情不會控制地那麼好。既然醫護人員都如此盡心盡力地處理這次的疫情，身為民眾的我們必須做好我們應該做的：戴好口罩，需要居家隔離的民眾就不要亂跑，為這次的疫情盡一份心力，不要再增加醫護人員的困擾。站在第一線的醫護人員都堅守住了，我們又有什麼理由不做好本分呢？

‧‧‧‧‧‧

COVID-19 爆發至今也經過了一年多，回想當初最嚴重時，醫

護人員都很願意留在崗位上，貢獻專業的能力；另一方面，決策者也是扮演很重要的角色，給出即時的決策，給予民眾信心。假若決策者先自亂陣腳，那民眾不就會更加慌亂，我相信台灣的防疫就不會這麼成功。

而文中的一名護理師，曾照顧過 SARS 患者也說到：「在臨床走那麼久，疫情爆發後，就會很理智去想這些事情。」由這次的疫情可以看出，理性的態度是重要的。就醫護人員立場，雖然在照顧患者時，內心會很害怕自己遭受到感染，但比起這些，他們更是願意貢獻專業的能力，幫助整個社會。而政府在疫情爆發時，馬上開會，發布相關措施，讓民眾有遵循的方向也知道現在的即時狀況，因此讓民眾不慌不亂，適時壓住疫情持續擴增。民眾在得知一個新型病毒時須遵守相關規範，這不僅是為了自身安全，因為遵守規範也讓整個台灣的疫情處於可以控制的狀態。

理性的態度在本次抗疫的路上，扮演著一個非常重要的角色。

\*\*\*\*\*\*\*\*\*\*

― 浩正 ―

雖然身為醫療科系學生，不過我對「是否願意奉獻自我，堅守醫療崗位」這件事並沒有很強的認同感。也許是因為對專業的不了解、沒有臨床體驗等等的因素，因此這方面的歸屬感之於我，還猶如海平面遠方的地平線一樣朦朧。

在我看到「八成受訪者都肯定地表示，願意留守在崗位上，貢獻出專業的力量」時，感到一種解離般的感受：「哇！好厲害呀……」這大概是我最自然的感受了。畢竟我是一個普通的人，貪生怕死的

天性，或著說天生被基因綁定的默認設定，都讓我想要活下去。或許在不久的未來，專業的道德高地和社會輿論會讓我留下吧！我不知道。

即便如此，我還是很感謝那些願意在第一線努力付出、對抗病魔也對抗自身對於死亡恐懼的醫護人員們，以及位高備受壓力的指揮官們。我認為台灣的防疫成功，歸功於政府對專業的信任和政府資訊的公開透明化，這樣民眾也能安心地信任政府，達到相互信任的高效率防疫作戰。


\*\*\*\*\*\*\*\*\*\*


― 林欣儀 ―

最難能可貴的是不顧一切的犧牲奉獻，在面對關於自我生命安全的抉擇時，能放下自身利益盡最大力氣幫助他人，是社會最可貴的勇氣及善良。如果是我，我會如何選擇？從小到大，總有幾次當自己做完決定後發現自己不夠善良：為了得到自己微薄的利益而欺騙；為了逃避自己的錯誤而卸責，我總是沒有足夠的勇氣做出更善良的決定。

相反地，站在一線的醫護人員有著比我多好幾倍的勇氣，願意不顧一切的付出；甚至足夠理智地設想到未來如果確診重症，因此簽了〈不急救同意書〉，他們的選擇好善良。未來不管在從事醫療相關或是面對其他生活上的問題時，我希望自己可以向這些站在第一線的醫護人員們學習，學習他們的善良、學習他們選擇善良的勇氣，希望自己可以一直記得沒有什麼事比勇於相信自己善良的決定、勇於執行自己所選的善良還來的重要，因為從這些行為裡收穫

到的回饋會比自己的利益還來的多。

**\*\*\*\*\*\*\*\*\*\***

－廖奕淇－

　　中研院學者紀錄一線醫護抗疫之路，其標題開頭雖然是「已簽不急救同意書」，但這段話背後的主要意義是這些醫護人員願意站在浪頭上，保護人民以及貢獻他們的專業力量，所以他們已設想到最壞的可能，就是自己也感染了新冠肺炎。而文中說到：「台灣防疫之所以成功，第一個是政策，第二個是民主化。」我們因為有SARS成功的抗疫經驗，所以在這次疫情爆發之時能夠立即應變；而民主的體制，讓我們相信國家政策以及其對確診人數的公開透明。但我認為還有第三點，就是第一線照顧病患的醫護人員，他們也是這次防疫的重要功臣。而在這個危急時刻，他們要冒著可能染疫的風險搶救病患，下班後還可能因為醫護人員的身分被一些不諒解的人指指點點，我想這些台灣的醫護人員們都具有一顆善良且堅強的內心，但還需要社會大眾能夠體諒他們，讓疫情肆虐的同時仍能讓他們感受到一絲溫暖。

**\*\*\*\*\*\*\*\*\*\***

－江庭澂－

　　雖然在 2003 年，臺灣已經歷過類似的傳染性疾病，然而COVID-19 的傳染性及疾病嚴重性相對比 SARS 來得更高。台灣防疫如此成功除了歸功於台灣人民之外，還有國家政府的介入以及第

一線醫療人員的努力。

DNR 分為兩種：一種是當病患無法表達時，由家屬代簽的〈不施行心肺復甦術同意書〉，此種同意書是因為已得重病的患者無法自行簽署；另一種為國人可自行簽署的，是 DNR 裡的〈預立選擇安寧緩和醫療意願書〉，個人可預先決定在危急之時，是否放棄急救。人們在生前願意簽署此類同意書，都需要極大的勇氣，因為不知道當事情發生時，是否會改變想法？是否有勇氣面對死亡？就像有勇氣簽署器官捐贈一樣。因為疫情的到來許多醫護人員在第一線抗疫作戰，雖然有做好適當防護，但面臨疾病的危險性，還是有風險會受疾病的侵害。

如若今天我們也面臨重症，又或者是在第一線協助抗疫，這樣的我們是否有勇氣願意簽署 DNR？在面臨疾病危險性不感到畏懼，願意盡心盡力地守護自己、守護他人、守護環境呢？

\*\*\*\*\*\*\*\*\*\*

## ※犧牲奉獻的力量※

－張君儀－

COVID-19 爆發至今，已超過 1 億 2062 萬人確診，帶走全世界 285 萬人民的性命，其中不乏照顧確診病患的第一線醫護人員。即使他們每天都戰戰兢兢地穿好防護衣，戴上手套、口罩、帽子等裝備，還是可能逃脫不了病毒的魔爪，染上疾病。

我十分欽佩這些站在第一線的醫護人員們，為了守護全世界人民的健康，他們不惜犧牲自己的睡眠和與家人相處的時間，有些更

是犧牲了自己的性命。面對未知的病毒，這些醫護同樣也會感到恐懼，但他們絲毫不退縮，將自己的人生奉獻給醫療和病人，甚至簽下了〈不急救同意書〉，一旦染疫後被判定為不可治癒，唯一能做的只剩在層層防護裡等待死亡來臨了，有些連家人的最後一面都見不到，就此離開人世。

面對病毒肆虐，目前身為學生的我們唯一能做的事就是保護好自己與他人，遵守防疫規範，不要增加社會和醫護人員的負擔，就是對他們的奉獻最好的回報。

－王靜敏－

死亡，是什麼？是西方所說的天堂，還是傳統民間傳說的黃泉路、彼岸花、奈何橋？而明知可能會踏上這條路，捫心自問，我還會繼續走下去嗎？

司馬遷在《報任少卿書》裡曾寫到：「人固有一死，或重於泰山，或輕於鴻毛，用之所趨異也。」他認為，為何而死是定義生命價值的重要指標。一直以來，不太敢深入探討「犧牲」這個詞，特別是指生命層面相關的更是如此。這個詞給我一種壯烈而悲涼、決絕而堅定的感覺，是江水邊「風蕭蕭兮易水寒，壯士一去兮不復還」的悲壯肅然？還是《與妻訣別書》裡縱然不捨卻去意堅定的決絕？是太多太多的身影在腦中回眸，然後轉身步入塵土中的無力與敬佩，這些人在歷史洪流裡或有姓名又或被記載成無名氏，他們有著一個共同稱呼：犧牲者。

年少時曾否定這樣的生死觀，覺得如此好傻且未考慮親人感受。隨年紀增長，才逐漸明瞭，他們或許在某一刻懼怕過，但為了

心中所謂的大義，他們願以一人的肉身，護著身後千萬人，如此精神情懷，怕是我此生都難以達到的。

古時壯士身影，幻化成今日醫療人員背影，儘管形貌全在輪迴中打散又重組，但這份精神卻被傳承下來，護著一代又一代的人們。看著紙上文字，某一刻，他們的身影在我腦中重疊，肅然起敬。

── 巧茹 ──

這篇文章不只呈現人性的「兩難」，還點出了一個醫療從業人員已花了將近一年半的時間與精力對抗 COVID-19。雖然有疫苗的出現，疫情卻還是絲毫沒有趨緩，反而有些國家還越來越嚴重，在這樣的環境下，就非常需要強力的醫療人員作為堅強的後盾。從疫情爆發開始他們就必須站出來到最前線，冒著高機率感染的風險，無私且辛勞地幫助每一位患者，甚至有些還簽了〈不急救同意書〉。

覺得醫護人員真的很辛苦，之前看過相關的影片：穿上防護衣的他們不僅悶熱造成過敏，還因為防護衣多層的穿脫不方便甚至可能連廁所都沒辦法上。更難熬的是他們還要承受著巨大的壓力，在勞心勞力照護病人的同時也要擔心自己，害怕自己染病、害怕自己將疾病傳給最愛的家人，因而不敢回家──在心理上和身體上都需要有強大的意志力，但是為了救治和照護病人他們都願意忍受這些事，為此我感到非常地敬佩它們，可能自己也做不到這樣子吧？

所以我很認同要保護好自己，為了不要增加醫護人員的負擔，這的確是最好的辦法。我們都要盡力地做好防護工作，不要讓自己輕易地受到感染，這不僅是對自己負責，也是保護家人和身邊的人，更可以減輕醫護人員的工作壓力。

─黃安綺─

確實在醫療過程中處處有兩難。從醫護人員的角度來看，好不容易<u>臺灣</u>的 COVID-19 疫情趨於穩定，最近卻又爆發了一波因機師引起的感染。疫情已經發生了好長的一段時間，卻還是沒有要結束的跡象。在這人心惶惶的環境下，站在前線的醫護人員想必比民眾還要更加懼怕，沈重的壓力以及擔憂自己染疫的心情讓他們喘不過氣。即使如此，他們依舊願意成為疫情之下的守護者。若有天臺灣感染人數失控，大多數醫護人員仍表示願意繼續留守在醫院的崗位上，貢獻出專業的力量。我想如果是我的話，可能沒有辦法像他們一樣如此無私地犧牲奉獻，畢竟人常常是自私的，還是會希望自己能活下來，所以我真的十分欽佩站在前線的醫護人員們，也很感動。

還記得在一月底的時候爆發了<u>桃園部立醫院</u>院內群聚感染，起因是照顧過染疫患者的一位住院醫師。當時許多民眾開始歧視醫護人員或是怪罪、責備醫護人員，我覺得有這樣的思維很可怕。人們沒有同理心，無法站在醫護人員的角度思考，萬一有一天醫護人員們因為這樣而罷工，這個國家將被病毒覆蓋吧！

我認為我們應該牢記，醫護人員願意付出是他們善良以及無私，但不是義務。我們應該懷著感恩的心為他們加油打氣，也要學習他們的態度。

\*\*\*\*\*\*\*\*\*

－李奕慧－

　　不管是誰，一定會在這世上留下一些足跡，如果我們是現在在疫情最前線的醫護人員，且不幸因病逝世，一定會有人為我們而悲傷，為我們記得我們曾經幫助過多少人。且我也相信，那些辛苦的醫護人員也是抱持著一種使命感，不辭辛勞地為社會貢獻自身擁有的能力，因為他們深信在這種艱難時刻，必須付出自己的一份心力才能讓大家維持原本的生活。而身為普通老百姓的我們，最應該做的就是做好自己的本分，保持良好的觀念，並且對最前線人員所付出的一切心存感激，我們做好我們該做的就是對他們最好的感謝了。

**\*\*\*\*\*\*\*\*\***

－頊玥－

　　子曰：「未知生，焉知死？」這是孔夫子相當為人所知的一句名言，他告訴子路人連活在世間的意義都搞不明白了，何論死亡之後的事。由此可知，孔夫子是非常在意且著重於「生」這件事的，然而對於「死」的課題好似並未詳加探究。所以經由儒家千年來的洗禮，華人便避談死亡，再加上對於死亡這等未知的恐懼，談「死」更成了華人世界的禁忌。但死亡這事真真切切、確確實實地發生在每一分每一秒，體現在你與我的身旁，當我平凡地吸入了一口延續生命的氧氣時，有人也吐出了他這一生當中的最後一口氣。

　　「生命」這種東西失去了便是失去了，是不可逆也找不回來的，所以在看完這篇文章中護理師的論述後，我只想要更全心全意地陪伴在家人身旁，在他們依然健在時陪伴在其身旁時並思考自己該如

何去愛他們、該如何適時表達關懷。或許這樣的體悟稍嫌矯情，但也確實是我從這篇文章中得到最大的收穫。我曾經在外地念了一陣子書，再重返家鄉後我更深刻地感受到家人的重要與家庭溫暖的可貴，我不知道「下輩子」這個概念在實質上到底存不存在，我只知道此生若別過了，那便不復再見。

每天睡醒睜開雙眼後都能看見朝陽，能聽見家人輕柔的呼喚，能嗅到鮮花馥郁的芬芳，能嘗到食物百般的滋味，四肢全然靈動，能感受著所有的喜樂悲愁。在我看來這樣的平凡日常就是生命最大的幸福，是上天最誠懇的禮讚。

**\*\*\*\*\*\*\*\*\***

## －陳怡慈－

疫情期間，許多醫護人員願意留守在疫情一線，奉獻一己之力，我們對於這些人都應該心存致敬，在面對嚴峻的疫情，他們是已經跨越了心中的疑慮、顧忌，為社會付出一切。這些英雄們當然也很害怕被感染、害怕傳染給家人朋友，但他們在疫情的一線中，不是選擇自我逃離、保護自己，而是選擇共同保護所有國民──在我的心中，這是已經跨越了自我，擁有極高的道德思維。

在疫情爆發期間，政府也頒布了許多新制度，例如：口罩實名制領取、禁止囤積、公共場合佩戴口罩等。對於國民而言，雖然對於自己的生活或多或少會有些許不便，但全體國民也願意犧牲自己，配合政策，除了保護自我，也是保護全體人民，大家齊心共同抗疫。

在道德和自我衝突中，在此次疫情期間除了可以看出我國良好

的抗疫對策，也提升了國民的國家與社會認同，提升了個人道德層次，也增加全體國民的福祉。

\*\*\*\*\*\*\*\*\*

# ※護山河※

－王靜敏－

最初選擇醫療做為從業道路，是真心為了救人，還是看上的其實是當中的名與利？這個問題對某些人來說，可能是後者。

自古人性趨利，在還未深入了解某件事前，往往我們看到的是表面巨大的利益。但，人心不是捂不熱的鐵塊，在醫療界久了，多少會有幫助病患康復的願景與動力。臨床是一個很神奇的地方，有些人滿腔熱血地進去，卻被各種醫療糾紛、無理取鬧的家屬及病人將其熱忱消磨殆盡，只剩下每天機械般的動作；而有些人則是一開始單純為賺取生計進去，但過程中嚐到不同的滋味，最終越加投入其中。

著名醫史學家郭靄春曾說：「名相治國，名醫活人，人貴于人有濟耳。」當行醫與治國同等地位時，我們身上所擔當的責任繁重而偉大，彷若一位將士，揚起手中劍指敵，拋頭顱灑熱血，只為護住腳上那片土地周全。

文中護理師簽下〈不急救同意書〉，觀文至此，腦中醫護形象竟與上文將士重疊，一位是仗劍鎮山河，另一位則是白衣護生死，已然置生死於度外，皆是令人肅然起敬。

－林欣儀－

當初選填志願時有位老師告訴我：「醫療專業是一條不顧一切，只為使人們的生活越來越好的路。」因而引起我想選這條路的意願，但每當我告訴身旁長輩時，他們卻說著：「選得好，以後工作穩定。」後來我開始懷疑自己的選擇，是因為想幫助人還是因為其中的利益？

直到看了好多的案例，發現每位醫療人員所付出的遠多於他們從中獲得的利益，能讓他們願意這樣不顧一切付出的，是能看著人們生活好轉而感到的快樂，這是一件多麼值得尊敬的志業——我想當自己有足夠的能力幫助他人時，能願意付出才是最對得起自己能力的行為。回到問題點，我認為絕大部分的醫療人員仍是保有想幫助他人的意願，希望自己在從事醫療的路上保有當初選填志願時那顆願意付出的心，並努力讓自己有足夠的能力幫助我可以幫助的人們。或許我們都脆弱到無法改變這世界，但也同時都強大到能使一個人的世界變得更好。


\*\*\*\*\*\*\*\*\*\*

## ※無私付出※

－陳怡慈－

在 COVID-19 爆發時，不只台灣，全球各國的醫療體系都存在著許多默默付出、不求回報的抗疫醫療人員。疫情一線人員在面對未知的疾病，卻仍保有大無畏的勇氣，仍然願意付出一己之力為社會貢獻。

在疫情的前哨站，這些醫護人員看到太多的生離死別、太多的治療艱難時刻，許多醫護人員除了在為社會付出外，更是已經想好自己若是染疫的退路：簽下〈不急救同意書〉。對於這樣的決定，是需要很大的勇氣來面對死亡，我想對於他們而言，除了是讓家人朋友放心；另一方面也是想將更多的醫療救助資源留給更多需要的病患，因此在染疫時，能夠理性地看待生死。

更重要的是，對於已簽〈不急救同意書〉的醫療人員來說，不急救也是讓自己走得更體面，因為看過太多的病情案例，不想讓所有人沈浸在痛苦中。這是勇氣，也是付出。在離世前，給予自己、家人和醫療人員更多空間去釋懷。

除了醫療人員外，台灣在 COVID-19 期間也送出很多的口罩和醫療用品資助各國，即使我國被排除在世界衛生組織外，但仍然與全球共體一心，無關乎任何政治立場，無私地為各國奉獻。也因如此，這次的疫情也讓我國在國際上有很好的評價。


— 王玟雅 —

之前在網路上看到一則新聞，一位男子到派出所送上五百個口罩後匆匆逃跑，警察沒有追上，而是遙遠地朝他敬禮。這位男子不求回報、不求稱頌，只想在此刻能盡一己之力，這無私的奉獻令人感動，也令人欽佩。

還有看到好多幕是醫護人員只能遠遠望著家人隔空擁抱，看了眼淚真的忍不住掉了下來，難道醫護人員沒有家人要照顧嗎？他們也有逃跑的選擇，要有多少的勇氣才能讓一個人站在前線持續奮鬥，那是為了什麼？這就是一種使命感。在疫情最緊張的時候，醫護人員又得搖身一變成為戰士，站在第一線守護國人的健康，正因

為有醫護人員的犧牲奉獻，才有現在防疫的成果。

在此防疫時刻，或許你認為你能做的不多，殊不知道你所謂的「微不足道」竟能帶給人們不少的溫暖。此刻雖然艱辛困難，但幸運的是有每一位願意奉獻出微薄力量的你和每一位勇敢抗疫的前線人員，讓台灣在疫情威脅下能夠持續安定。

－吳宛庭－

在台灣的體制下，我們能大大地享受民主與自由，我們也明白，其實在共同生活的社會下，無論有多自由，有時都不得不放棄犧牲自我，而讓整體社會更美好。犧牲利益、犧牲時間或是犧牲青春歲月，但當我們說犧牲生命的時候，我想應該有許多人開始退縮，而醫護人員卻依然堅守崗位。這不單是專業的展現，更是一種超越無私的大愛。從文章中，我彷彿聽見他們告訴著我：既然未來是未知數，不如當下好好過下去，救人的救人，被救的被救，更危急的關頭，更要理性對待，既然到來，就接受吧！

這段期間的醫療氛圍，不僅讓我再次大大地感受無私，也讓我明白，其實我們還是感性與理性相兼。每個理性的決定，都是被感性包圍的，那份疼惜許多生命的付出，因而我留在了這裡。

\*\*\*\*\*\*\*\*\*\*

－林佳靜－

COVID-19 至今也已一年多了，現在已沒剛開始嚴重，已經漸漸歸於平靜、穩定，雖然還是陸陸續續會有一些零星個案發生，但也都還在可控制的範圍內。現在各國都已經在研發疫苗，台灣也優

先給前線的醫護人員施打疫苗，以增加、保障他們的安全性，一切看似都在往好的方向發展，但事實真的如表面上的美好嗎？

　　然而，這一切都是由醫院裡的醫護人員用其時間、勞力，甚至是生命換來的，他們犧牲了睡眠時間，日以繼夜地工作，快速穿梭在病房間；犧牲了陪伴家人的機會，把時間都用於搶救病人而捨棄自己與家人相處的過程；犧牲了自己的性命，以換取多救一人是一人，而自己卻要在隔離病房內孤獨地死去，可能連親人的最後一面也見不到。這些都是為了什麼？因為他們相信這些堅持、犧牲都是有意義的，如果他們沒有從 COVID-19 剛開始爆發就持續堅持到現在沒有放棄，我們現在也不可能過了相較於其他國家來說如此的自由自在、安全的生活，還可以自由地外出旅遊、從事一些休閒娛樂等，這對其他國家來說是如此的奢侈。而我們民眾能做的就是乖乖地遵守政府規定、外出都要戴口罩、常洗手等基本的防護措施，讓這些醫護人員長久以來的堅持和努力變得有所意義。

＊＊＊＊＊＊＊＊＊＊

－石家蘊－

　　來勢洶洶的新冠肺炎，瘋狂而不講理地席捲全球，在尚無有效藥物和疫苗研發的前提下，首當其衝的是第一線的醫護人員。他們必須承擔極大的身心壓力，更得隨時做好最壞的打算：一旦自己染疫，生命將面臨威脅。

　　我們當然感激願意堅守崗位的英雄，他們把「助人」凌駕於自己安危之上。然有人願意繼續駐留醫療院所，自然也有人是拒絕的，無可厚非，追求自保本無錯，大家都是活生生有血有肉的人，換做

今日你我，也不見得在遇上如此嚴峻的情境，還能有「捨小我救大我」的情操。可是，從 2003 年北市和平醫院發生感染事件到今日，新聞媒體、社會大眾還是不可避免地站在一個道德高點上去批判他人，尤其是針對醫護人員。但我想表示的是，沒有誰比誰高尚，你站在和別人不一樣的角度，看到的、理解的自然不同，訴諸道德以制約他人非明智之舉。社會大眾能為這些醫護人員做的是高度自律和支持，這是基於自保同時也為助人的事。

・・・・・・

　　平時在醫院工作的醫護人員，對一般社會大眾而言應該還是一個比較高社經地位的印象。假如多年後我們真的按照自己所學的專業到醫院實習工作，當社會發生類似的疾病傳染，你我是否在人心惶惶沒有解藥、沒有足夠配套的情況下，願意駐守陣線？更恍若如果沒有選擇的餘地，像數年前的 SARS 一樣，你我又會不會後悔自己到醫院服務呢？

　　似乎在國家有難時，總有一些人是只能點頭扛下重責大任，只是這次 COVID-19 是第一線醫護人員而已。輿論和媒體把他們大肆描述成英雄，又有誰知道這種頭銜是不是他們所有人真的想要的，如果要獲得這樣肯定的背後需要犧牲這麼多——換作是你，你可要？當我看到她們有些人已經簽署〈不急救同意書〉時，我很感慨……。這次相較 SARS 當然不是那麼硬性規定，可別人害怕時可以請防疫假，醫護人員可以嗎？每個人都是人，有愛自己的親人朋友，因為工作場域時空背景的關係，他們擔驚受怕。以前也許不會放在心上的小毛病，現在卻如臨大敵，更何況還有那些莫須有的對醫護人員的害怕眼神，也讓人既心疼又無奈。

回到最剛開始的提問，我試問自己是否有這般犧牲奉獻的胸襟？答案我還真的不清楚，你們又會怎麼想呢？

## ▌傾聽和傾訴▐

### 《被遺忘的幸福》[1]

陳怡慈、林佳靜、陳柔妃、羅宜旻、吳宛庭、李奕慧、
浩　正、張君儀、巧　茹、楊謹亘、王靜敏、林欣儀、
陳宜琳、廖奕淇、毛溢紳、蕭琦玲、江庭澂、蘇玉玲、
石家蘊、頻　玥、王玟雅、嚴卉茹、思　羽、
銀河系女孩

## ▌・故事大綱・▐

　　住在加州的布莉姬，某日因其罹患阿茲海默症的母親露絲在暴風雪中走失，布莉姬連忙帶女兒趕回到芝加哥老家探望。看到母親的病情讓布莉姬相當自責，同時她也陷於堅持要把母親送到療養院的哥哥以及執意要把妻子留在家中照護的爸爸之間的兩難中……

## ▌・閱讀反思・▐

### －陳怡慈－

　　諾伯不想將妻子露絲送往療養院，第一是不捨，第二是認為他有責任要照顧失智的妻子：在兩人的結婚誓言中，兩人允諾要照顧與扶持對方一輩子。對諾伯而言，妻子是他的最愛，也是他一輩子

---

[1] 《被遺忘的幸福》。伊麗莎白・查姆科（Elizabeth Chomko, 2018）。采昌國際多媒體。

的責任。

　　或許我們會不解諾伯不願送妻子露絲到療養院的行為，但對於諾伯而言：妻子是責任，更是他生活重心及動力來源。責任促使他堅強、使他有勇氣和擔當去照顧妻子，這是他一生中所肩負的——送走妻子無疑會讓他的生活失去前進的動力，他會不知道他往後的生活該倚仗著什麼來前進。

　　而對於妻子露絲而言，她認為諾伯的提早離世是最好的，也是因為她有責任，想為另一半做最好的打算，她希望丈夫能夠不沈浸在痛苦中，仍希望他們兩人是停留在最幸福的時刻。兒子女兒對於母親送往安養機構的決定，除了自身考量外，也出自於對於父母的照養義務的責任。

　　責任是愛、是包容、是給予、更是不求回報的付出，如同諾伯一家，或許妻子、母親忘記一切，但仍依舊互相陪伴。


**********


—林佳靜—

　　「感同身受」是一個聽起來簡單但實際上卻非常難做到的詞語。

　　看完這部電影後，我的心情非常沉重，電影中的兒子不理解為何父親不願讓母親到安養院生活，她在那裡可以受到更好的照顧，不用害怕她會突然跑出去或做出不好的行為舉止，且安養院旁也有房子可以讓父親就近住在那，想看妻子隨時可以去看她。但兒子卻忽略母親是父親一輩子中最重要最親密的人：從年輕時父親一當完兵得知母親得小兒麻痺，就馬上跑到她家抱起她去看電影，一抱就

到現在——彼此已成為對方生活中不可或缺的人，如此重要的人怎麼願意、怎麼捨得讓她離開自己，一個人在安養院度過。

父親也無法理解兒子希望母親能到療養院受到較好較周全的照顧，也希望父親能夠好好享受老年生活的苦心。因自從妻子失智到現在父親每天都須繃緊神經，深怕妻子突然跑出去找不到人或發生什麼危險，因此承受著巨大的壓力。而父親也不理解女兒其實並不快樂，她現在的生活都是父親覺得對她最好最理想的安排，但這都不是她想要的，甚至連生命中要陪伴自己一輩子最重要的另一半也不是她喜歡的，而是父親覺得嫁給他是最好、是最能讓她得到幸福的選擇——這導致女兒在那個家庭中，其實一直並不快樂，她覺得自己一直在承受、一直在屈就。

女主也不理解為何她女兒不願繼續上學，她覺得上大學是她之前夢寐以求的，而女兒現在能夠去上學且繼續升學是如此幸運的事。但她卻忽略是她自己夢想上大學，因而希望女兒替她完成這個夢想，卻不料這個想法對女兒造成如此大的壓力。

電影的最後因為父親的離開，使這整件事有個結尾，母親也覺得丈夫離開的時機剛剛好。因太早離開，她病情還不那麼嚴重，她會傷心太久；太晚離開，她又會忘記了他是誰，而現在這個時間剛剛好。最後，我認為應「感同身受」地試著站在對方的角度去看待事情，並適時地溝通彼此的想法。電影中的人都只在乎自己所想的，如果他們能試著相互溝通彼此的想法並找出一個平衡點，或許結局會有所不同。

\*\*\*\*\*\*\*\*\*\*

―陳柔妃―

影片中的母親罹患了失智症，她的先生想要將她留在身邊照顧，而她的兒子卻想把媽媽送去安養院，兩者意見不同，起了不少爭執，究竟該採取何種做法以及誰對誰錯呢？

其實這兩種做法並沒有絕對的正確與錯誤，只要全家人達成共識就是最好的決定。影片中的先生覺得自己的妻子就該留在身邊照顧——但是隨著她的病情越來越加重還會自己走出家門外，有時候自己出去了卻有可能找不到回家的路，因此她的兒子認為送去安養院讓專業人員照顧也比較安心。

我個人比較傾向影片中先生的做法：將自己的妻子留在身邊照顧。要是真的擔心一個人沒有辦法照顧好她的話，請一位專業的照護員來家裡，這樣既能陪伴在她身邊，也不須擔心一個人照顧不來。失智症就是你對她再好，她都不記得，但我是她先生的話，我會覺得儘管她什麼都不記得也沒關係，因為她是我的妻子也是我的愛人，照顧她也是理所當然。況且我們年紀都這麼大了，能在一起相處五年？十年？這都是未知數，所以把握當下能做的，這就是最好的選擇！

家人生病是誰都不想遇到的事情，或許能在平常時候就應已經互相討論好：若生病了，我希望你們能替我……。平常做好準備，等到事情真的發生了，或許就不會這麼不知所措、無法達成共識，無法做出對當事者最好的照顧方式。

「計畫永遠趕不上變化」，因此我們應該要珍惜與家人相處的時光，家人永遠是最單純、最沒有心機的。我們越長越大，跟家人相處的時間卻越來越短，想想你有多久沒有好好地回家吃一頓飯、賴在媽媽的身旁。家人就是不需要說話，卻也不覺得尷尬，永遠都

在你身後默默地支持與陪伴你。

. . . . . .

　　我們的確很常忽略他人的想法，一心認為自己的作法是最正確、最美好的解決方式，卻沒有敞開心胸去聆聽他人的意見與看法，或許聽完他人的想法會覺得此作法更完好，對當事者更有利。大家都是想讓事情有更好的結論，雙方都是出於善意，但常常會太以自我為中心，太過於情緒化，沒有理性探討問題，導致問題一直沒有辦法解決卻讓雙方情緒來到了高點。其實在雙方情緒高漲時，我們應該要冷靜並各退一步，別太用情緒解決事情。太過情緒化，這樣事情永遠無法解決，只會讓焦點模糊，並不是真正在處理原先在討論的事情。上帝給了你一個考驗，想必一定有能解決的方式；沒有永遠解決不了的事情，只是看你願不願意思考、討論，而做出最好的結論。

＊＊＊＊＊＊＊＊＊＊

－羅宜旻－

　　電影裡，布里姬為了讓父母安心，放棄了讀大學的機會，年紀輕輕就嫁給父母覺得值得嫁的艾迪，但婚後卻過得孤單、不快樂。爾後，布里姬要求女兒要上大學，希望女兒能替她完成這個夢想，卻讓女兒備感壓力。

　　我認為，傾聽孩子的內心對家庭關係來說是很重要的一個環節。若父母只是一味地用自己認為對小孩好的方式灌注於小孩身上，並沒有詢問過他們的想法進而換位思考，反而容易引起孩子強

烈的反抗，使親子關係破裂，甚至造成悲劇。若父母可以與小孩保持友好關係，多多傾聽他們的內心與需求，就能多了解他們，也能在與孩子充分溝通後，做出雙方都認同且服氣的決定。這樣，當小孩遇到困難時，也才敢向父母適時尋求幫助。

尊重孩子的選擇，其實有時候不僅是放過孩子，同時也放過自己。緊張的家庭關係會使孩子逐漸疏離家庭、將孩子越推越遠。布里姬就因此不常回家探望父母，沒能及時把握與家人相處的寶貴時光，因此留下遺憾。

**********

— 吳宛庭 —

記憶中，我們還記得當初的悸動嗎？對美食、對成就、還是對所心愛的那個他。「悸」一如心中四季，喜怒哀樂中悲悲喜喜，讓我們常不自覺流連。

春華，涼風肆意，正是一段關係的起點，牽掛的線，便自此刻逐漸纏綿，那母親記憶中的火車、所想回到的那個家，以及心心念念的葡萄園，都是在春華時的痕，深遠且流長。

秋實，沉穩靜定，是決定後美麗的暖風，是嚴冬前珍貴的晚年，有時愛與恨的交織就在這十字路口中，繞得彼此相鎖。恨慢慢地解開，但愛的解脫就很難了，最後火雞的徘徊，垂眉斂目，我想就是諾伯放下執著的唯一守候吧！

春華與秋實間的夏鳴，是最為挑戰的，似炎暑般的情緒，深情中流露爭吵、冷戰與不解，讓我最印象深刻的，便是布里姬母女間的衝突，左一句：「你小時候不會這樣的。」右一句：「媽，我已經

長大了。」讓彼此的不滿一觸即發;而在諾伯父子之間,不斷地用過去激起他人情緒,使自己的主意站上高峰,似是對理性間的爭論,卻是感性中的交雜,也因此,學習靜聽且深思,成為了夏鳴最重要的課題。

有人談論失智,說:「失智是為了保護肉身不要受過於強烈的愛或恨的衝擊。」彷彿如那母親所說:「我很慶幸一切是發生在此刻,太早了我會太想念,太晚了我會不記得。」其實母親也知道她會忘記,可生命逼迫她釋然,但縱觀其他人在之中糾結著,反而不釋然了。

其實細細思考,在人生經歷裡,有時並不需要太多認為,不需要把體諒化成了束縛——感性到底,悠悠然地做每個階段的決定,許是進入秋實最好的方法。

**********

—李奕慧—

如果說「愛」會讓人變得如此痛苦,那我想應該沒有人敢墜入愛河了,可能還會避而遠之。但就是因為「愛」是如此沉重,才會值得我們如此小心翼翼去呵護它,學習怎麼抓住愛但又不能完全擁有愛,著實是一件也許一輩子都沒辦法理解的事。但我們可以在這條路上不斷地琢磨淬鍊,從中尋找新的意義,重要的是保持自我,不被負擔的愛所壓垮。

**********

-浩正-

記憶是形成你之所以是你、我之所以是我的一項關鍵因素。藉由記憶，我們得以回味各種酸甜苦辣，不論是兒時潛藏在床底下的怪獸，還是青春羞赧的初戀，抑或是使你挺著胸膛訴說的人生成就，皆如像是撒網收網一般，從回憶之湖裡撈出，向他人一一分享。不巧的是阿茲海默症奪取的正是這張身分證。

當你不再是你、我不再是我，以往的熟稔感似乎斷了聯繫；阿茲海默患者與照顧者之間的橋出現了裂痕，有時，寂寞就依循著裂縫蔓生上來。有句諺語說：「人能在人群中感到寂寞，亦能在獨自一人時感到像是身處於嘉年華之中。」我覺得寂寞感是建立在有他人的存在時才能生存的詞彙，它是人與人，直接抑或間接的連結裂開時產生的情緒，因此我想電影裡老父親在照顧老母親時，除了關愛，也混雜著如梅花鹿毛皮上白斑似的寂寞感。正如作者提到：「什麼才是寂寞？當你夜半翻來覆去睡不著，你以為枕邊人跟你一樣，一個翻身才發現，他睡得跟嬰孩一樣熟，那才是真正的寂寞。」[2]

‧‧‧‧‧‧

世人常言：「只有在失去了，才會知道擁有的美好。」

網紅呱吉也說過：「40 歲以後的人生，就是在不斷地失去。」但或許有些東西還是會再回來的。

電影中，患有阿茲海默症的老奶奶所失去的是一點一滴的生活

---

[2] "You know, everybody thinks being alone is so bad, so lonely, no, you know what's lonely? Laying awake in the middle of the night thinking this is it, this is the rest of my life, this is as good as it gets, and then looking over at the man I spent twenty five years with, thinking - he must be awake too, thinking the same thing I am, he must be... Looking over to see him sleeping like a baby?"

記憶，像是雛鳥換毛，一搓一搓、一羽一羽地輕輕飄落，也許旁人看來還好，但對於她的丈夫、小孩們來說，那是如自由翱翔的老鷹，在被箭貫穿落下時，下墜的羽毛一般沉重。失去的還不只是記憶，家人們也因為處理奶奶的事，各持己見，陷入了爭執的泥淖中。在最後，失去的甚至是一條生命。

　　但人生總是複雜的，生命中也不是只有失去跟悲劇。偶爾奶奶憶起了什麼，爺爺總會露出開懷慈愛的笑容，而這正是失而復得的美好。也許人一輩子就在學習怎麼在「失去」跟「獲得」間取得平衡，「這個時機剛剛好。如果晚了我就記不得他了，如果再早些我就會太想念他。」[3] 劇中奶奶的台詞一直縈繞在我的腦海，這抑或也是一種失去和得到的平衡吧！

**\*\*\*\*\*\*\*\*\***

-張君儀-

　　劇中布里姬的媽媽罹患失智症，在一個暴風雪的夜晚走失了，雖然她最後平安地被找回來，卻成為造成家人紛爭的導火線。布里姬和哥哥都覺得應該讓母親去療養院接受更專業的照護，免得媽媽三不五時就自己到處亂跑，讓爸爸操心。但他們的爸爸卻認為他自己就是世界上最好的照護員，沒有人能比他更了解他老婆。

　　我認為在面對需要照顧與陪伴的病患時，難免都會遇到這種「兩難」的困境，造成家人之間僵持不下，究竟要讓患者繼續待在他熟悉的家呢？還是讓他去療養院，交給專業的來？這種事沒有標

---

[3] It was the perfect time. Any later, I'd have forgotten him. Any earlier, I'd a missed him too much.

準的答案，也沒有最完美的決定。雖然劇中家人為此大吵了一架，但心中不變的還是對父母和妻子的愛，這就是家人。即使遇到了交叉路也能一起攜手面對，就算看法不同也能傾聽彼此的意見，討論出最適合的方法，面對父親的固執，子女也會盡全力讓他明白之所以這麼做的原因，為的就是能讓他安心。這份家人之間的愛，是世界上最珍貴且無可取代的。

\*\*\*\*\*\*\*\*\*\*

### -巧茹-

「這個時機剛好，太早我會太想念，再晚我就會忘了他。」

或許對於這一家人來講，這一個令人錯愕難過的意外就是最合適的解決之道。在這一部電影中看似圍繞著一個問題：「是否要將露絲送進安養院？」其實也在這件事中一層層地帶出了每一位家人的立場和煩惱，以及一直以來所受的委屈，透過電影後半部越演越烈的爭吵，彼此之間才真正得到了屬於自己最佳的結果。

人生總會遇到很多事情，就算是再平凡不過的小家庭，除了我們無法掌握的事外，還有因為「愛」而引起的各種爭吵和委屈。因為人人都是獨立的個體，有自己的思緒、有自己愛人的方式，也會受旁人的影響，當種種想法碰在一起，結果不見得會是自己最想要的。就像電影裡的布里姬為了父母嫁給了不是自己選的人，像諾伯和尼克因為媽媽露絲的病情爭吵不休。雖然電影裡家人們一直在爭吵誰也不退讓，但在這些對話中也充分表現出了他們非常地珍惜彼此。不管是看似不中用但其實一直無時無刻關心著、照顧著爸媽的尼克，還是為了結婚時許下的承諾而一直不肯放手的爸爸，這個被

圍繞的問題確實很值得討論，因為沒有一個答案會是絕對正確的，而這就是人生開給他們的課題。

其實看這部電影時，在某些地方產生了小小的疑惑，像是為什麼父親這麼突然地過世了？主角們卻沒有我所想的那般難受，而是像已經做了很久的心理準備似地接受了「祂」，仔細想了想後覺得會不會是因為他們都是大人了，所以面對生死並不會那麼地感情用事。看完後覺得真的人生很無常，隨時都可能發生意想不到的事情，所以我們真的要好好地珍惜當下所擁有的各種幸福。

．．．．．．

如果我不幸地需要面對家人的遺忘和病情，我會希望自己能夠盡最大的心力陪伴他接下來的人生。

以親人病患立場來看，若是我一定會備感不安，時而想起的記憶、時而忘卻的事情，身旁的人一下陌生一下熟悉，明明想要好好記住最愛的家人，卻心有餘力不足，害怕家人會因此而傷心難過，害怕自己會忘記一切，更害怕世界會變得誰也不認識，孤獨地彷彿只剩下了自己。我想此時的我最需要的就是陪伴吧！希望在我有記憶時家人都在身邊，隨時可以繼續創造美好的回憶；希望在我記憶混亂時有人能為我說明；希望在我想不起來時，能和我說沒關係我們都在。當然一定會擔心自己會不會拖累家人，所以若病情真的嚴重到某一個程度的話，我反而會希望家人將我送往安養院照顧，這樣才能安心地面對自己日益嚴重的病情。

換作病患家屬的立場，我絕對是想要繼續陪著生病的家人，就像劇中放不了手的老爺爺，希望可以永遠陪在親人身邊，即使患者最後也記不清自己是誰了。正因為是自己最最最愛的家人，才想陪

伴到最後一刻，因此會想要能自己照顧就自己照顧，但的確有可能受種種現實因素影響，導致彼此都疲憊不堪，這時候就需要考慮如何照護的問題了，或許我會決定請專人照護吧！

不論如何，家人都會是我們一輩子的親人，沒有人會心甘情願地就將之推開，所以我覺得只要是彼此都能接受的選擇，就是最好的選擇。

\*\*\*\*\*\*\*\*\*

-楊謹亘-

電影中老夫妻鶼鰈情深的篇幅不多，卻非常感人，在父親死後母親講了這句話：「我很慶幸一切是發生在此刻，太早了我會太想念，太晚了我會不記得。」著實觸動人心。

電影中的子女長大後就各自生活了，父母也逐漸衰老，卻因為母親的阿茲海默症，而使得大家又重聚，這次的重聚顯得有些遺憾。現在的社會中，大部分的父母與子女們都是聚少離多，在這平淡的生活中，並不會感受到家人對我們來說是多麼的重要，往往是要發生一些重大的事情，才能深刻體會到以前忽略掉太多相處的時光，但有時候卻也不會讓你有後悔的機會了。

電影中的父親最後妥協了將失智的老婆送去療養院，卻不小心去外頭透透氣時就這樣走了，誰也想不到怎麼會那麼突然——所以不管是母親的失智，或是父親突如其來的去世，都讓我有深刻的體悟，更想讓我好好地去注意到我身邊的家人，原來偶爾跟他們鬥鬥嘴、聚在一起泡個茶，是一件再幸福不過的事。畢竟未來要發生什麼事我們無法預測，我們現在能做的事，就是好好珍惜眼前的人。

\*\*\*\*\*\*\*\*\*\*

# ※記憶※

## －王靜敏－

新生嬰兒伴隨一聲啼哭，將自己彷若一張白紙般抖落人間，至此之後，每經歷一次悲與歡，便在白紙上揮毫染過一筆，到了年老時，這張紙已斑然而壯麗。對失智症患者來說，他們卻是一點一滴抹去紙上的色彩，生時白茫茫地來，走時亦白茫茫地去，其餘的全還與天地，了無痕。

曾在一本書上看到「遺忘」與「失去」的討論，該書作者認為，「失去」至少還代表曾經擁有，可「遺忘」卻意味著一切皆不復存在。從此觀點來解讀遺忘，似乎成為一件令人恐懼的事。畢竟，經年以後回首望，卻發現自己什麼也沒有，只留下歲月鑿出的深壑，的確使人厭煩難受。

但，真的什麼也沒留下嗎？似乎也不全然如此。桌上框著的相片，是時光凝鑄成的一幅畫；昔日愛人手裡的指甲油，是昨年耳邊承諾的延續……太多太多事物，如同清露滴落池中後的漣漪，一圈泛一圈，昭示曾經的存在。

致我們遺忘的曾經，前塵不曾遠，來路猶存痕。

## －吳宛庭－

「那所費盡心思地想留住的，竟是過往的熟悉，想念那個人、那個家，我努力思考，卻發現那思念的竟是我自己。兒子對不起，我好想記得你，但卻連對自己也陌生了。」一位父親的日記裡曾對

兒子這般地訴說。

　　劇中，老太太也如此，在葬禮上，努力地去明白這場葬禮的主人是誰。記憶，似是這世上我們所能擁有最長久的，卻在這樣的疾病下，一如抓沙，越握越緊，卻也越漏越多，最終，她變為如孩提的模樣，使著如兒時般的小性子，使我們常照顧時潸然淚下，但仔細思考，她的內心又何妨不是對這逐漸忘去的秋冬而感傷呢？

　　「我很慶幸一切是發生在此刻，太早了我會太想念，太晚了我會不記得。」感激著對故親還能留有的回憶，老太太語帶思念地說，我相信著如此的離去，依舊是椎心。畢竟，如若是我，想必也和老太太一樣，會很感謝自己，還記得曾經的他，知道有一位攜手度過數十歲月的人可以懷念，儘管最後是在一人所待的餘生。

─ 林欣儀 ─

　　故事會因為被記得而真正存在。電影《可可夜總會》裡，如果過世的亡靈沒有任何一個在世之人記得他們，那麼在另一個世界的他們就會逐漸消失，好像從沒有存在過一樣。人生故事也一樣，在沒有人記得時就真正地從這世上消失了。

　　電影裡《被遺忘的幸福》裡，在母親罹患阿茲海默症與父親過世的情況下，那段屬於他們的愛情故事、專屬於他們兩人的點點滴滴就在某一瞬間從這世界上消失。除了他們，沒有其他人知道曾經的大男孩受到多少崇拜、曾經的小女孩是多麼地被寵在手心上，那是一種想要抓住卻又無法挽留的難過，也是一種人人都不想經歷的難過，如果哪天我們失憶了，那我們這幾年的人生故事誰來幫我們記得？那些故事會不會也像我們失去記憶那樣，在某一個沒有人注意到的時間裡偷偷消失？最後這幾十年的歲月就這樣化成虛無。

但我們也都無法避免，也無法抓住一點一滴消失的故事，而我們能做的只有趁著還能愛、還能記得、還能創造人生故事的時候，多愛一些。

— 陳宜琳 —

如同一首歌〈寂寞的大孩子〉，歌詞提及怎麼所愛的人都不知去向，怎麼重要的回憶都不見啦！

罹患失智症後，記憶會漸漸衰退，不認得身邊的朋友，漸漸地甚至連最親近的家人也遺忘。除了對人的遺忘，到了後期行為能力也會下降，以前稀鬆平常的事，卻怎麼也記不起來，該怎麼回家？我在這裡幹嘛？這種衝擊不僅僅是對失智者本人，其實家人也同樣面臨著許多照顧困境與混亂。

沒有人希望自己生病，更別說失去記憶。失智者有時根本不清楚自己怎麼了，也不知道自己生病了，一覺起來甚至覺得自己還是小孩，有時又回復正常。當真的面臨到這種狀況時，除了垂頭喪氣，不如在這段時間創造新的回憶，雖然不一定會記得，但至少這段時間會是愉快地度過。他們就像個孩子，雖然脾氣偶爾很倔，做出的行為令人不解，但還是有可愛之處，好好珍惜能陪伴他們的時光。回憶是可以創造的，大腦記不起來那就用影像記錄起來，如同電影中爸爸送媽媽的項鍊般，忘記了就看看照片，想想那段美好的時光，至少留下的記憶生活都是開心的。

**\*\*\*\*\*\*\*\*\***

# ※我是為你好※

## ─廖奕淇─

和埃弗哈特夫婦的故事相比，布里姬和艾瑪在電影裡的互動，更讓我有所共鳴。布里姬對於年輕時太快走入婚姻且沒讀大學而感到遺憾，所以便將她的遺憾寄託到女兒艾瑪身上，在艾瑪的人生裡規劃了一條名為「一定要讀大學」的這條路，但她卻沒有真正地去關心艾瑪想做的、想要的是什麼，並在艾瑪反抗時說：「我這都是為妳好！」

在電影中「為了誰好」的這個概念出現在每一位人物身邊，諾伯希望他兒子做公務人員、尼克希望他失智的母親能盡快送到安養院、布里姬希望她女兒可以讀大學。這個家裡的每個人都愛著彼此，但都從自己的角度去想怎麼是對對方好的，而忽略了對方真正需要的是什麼。我認為能夠破除「為了誰好」最重要的元素就是溝通和理解，唯有從溝通中聽到對方的想法，並從對方的角度去理解，才能真正的解決衝突。不然一昧地以「為了你好」之名，將自己的想法加諸在對方上，只會使感情產生裂痕，不論是友情、愛情，還是親情。

## ─張君儀─

大多數的孩子從小就是在父母的各種「精心安排」下長大，小至才藝班的課程，大至大學科系、未來工作甚至伴侶的選擇。然而，這些安排是不是孩子真正需要或想要的才是父母該思考的問題，因

為各種原因親子之間鬧得不可開交時，父母老是丟出一句：「我這都是為你好！」父母卻忽略了一件很重要的事：孩子的人生主導權必須握在他們自己手中，而不是父母。或許父母真的比較了解哪些選擇對孩子比較好，但孩子的未來由他們自己決定，也是他們願為自己負責的表現。影片中，布里姬雖然服從了爸爸嫁給一個很好的丈夫，事實上二人的婚姻生活並不美滿；布里姬希望女兒可以好好地讀大學不要辜負她的期望，但她女兒根本不想讀大學，甚至自己選擇了休學。我認為，面對這種可能攸關大半人生的決定時，若是沒有經過良好溝通後做出來的決定往往會造成兩敗俱傷，甚至怪罪彼此，進而造成親子關係間的傷痕，因此良好的溝通和傾聽對方的想法是不可或缺的。

## ─毛溢紳─

「為了你好」這件議題在亞洲社會常常出現，儼然成為全世界對於亞洲社會的既定印象，我想身為亞洲小孩的我們在面對這件議題時應該都心有戚戚焉吧！若是要探討一下造成「為了你好」在亞洲盛行的原因，其實相當複雜。從傳統文化方面下手的話，亞洲文化常常有敬老尊賢等傳統美德；但是「敬老尊賢」與「倚老賣老」常常只有一線之隔。除了年紀之外，輩分師徒經歷上的差異都會造成地位上的不平等，隨著地位的差異，高高在上的一方往往陷入自身的優越感，進而產生自認為能夠有替對方做決定的權利──「為了你好」這句話的產生也就順理成章了。不論被掌控的一方是否有心生不滿，都會期盼自己未來熬出頭、作師傅的一天，就算沒成就，以後至少年紀大了輩分也同時提升，有天也能順理成章地說出「為了你好」，而這樣的心態逐漸造成惡性循環。除此之外，教育也是

造成「為了你好」在亞洲盛行的重要的因素，孩子從小在競爭激烈的大環境下，父母擔心小孩輸在起跑點，求好心切難免想替小孩鋪好心中的「康莊大道」。這沒有誰對誰錯，只是被大環境所迫，畢竟父母確實能夠幫助小孩少走冤枉路，卻也常抹煞孩子的創造力與闖蕩的勇氣。

－蕭琦玲－

相信這句「我是為你好！」的話大家多多少少都從父母的口中聽過，尤其是在亞洲特為普遍。比較歐美家長和亞洲家長的教育方式就能發現，歐美家長較注重孩子的自由，極重視與孩子之間的尊重與溝通，並讓孩子為他們自己所做的自由選擇負責。而亞洲家長則傾向給孩子其「自己認為」最好的，讓孩子走在自己為他們鋪好的路上，比較起來亞洲孩子較欠缺獨立自主性以及自由性。

透過以上的比較可以發現，歐美家長對待孩子的方式是把孩子視為一個「獨立的個體」，而亞洲家長則偏向把小孩視為自己的「所有物」。這種權威式的教育可能會使得亞洲孩子較無法培養獨立思考以及處理事情的能力，這就造成社會上出現很多所謂的「媽寶」，相信這都不是大家所樂見的。

若是想改變這種現象或許該從家長的根本觀念開始下手。大人們總是覺得他們的選擇是對孩子最好的，能避免孩子走冤枉路。但，或許讓孩子們走一次冤枉路並記取教訓，這才是真正能夠幫助他們獨立成長的關鍵。

**********

# ※表達方式※

## —陳宜琳—

在電影中，每個角色其實都是關心著彼此，只是表達方式有所不同，因而產生爭執、誤解。如何將一句話、一個想法好好地完整傳達，其實並不是那麼容易，不管是哥哥在與爸爸討論母親的狀況時，或是布里姬對女兒課業、學校生活的關心，其實這些都是一般家庭稀鬆平常會遇到的。家人之間的關心，出發點雖不盡相同，但大體一致都是為了對方好，不過所謂的「好」，多半是以「自己」所認為好的方式給予建議或直接「幫忙」做決定——很多爭執、家人關係漸漸疏離的狀況因此而產生。

每個人有著不同的立場，也有著不同的性格，在表達意見時，難免會產生意見不合的時候。若每個人多為彼此著想一點，多一次以彼此的立場思考，想著當我說出或提出看法時，會不會因此有人受傷或是不舒服。當然不可能每個決定都可以滿足每個人，但在溝通時將自己的需求表達明確清楚，也聆聽各方的看法，再多一點點的耐心溝通，或許結果會有所不同。

## —江庭溦—

在電影裡，大部分的人確實以自己為中心點，認為什麼決定才是對他人最好的選擇卻忽略了其他人的感受。亦有可能是因為表達方式的不同所引起的爭執，又或是受環境影響帶動情緒起伏，皆會影響到一個人的表達與判斷能力。生活中往往皆會遇到溝通方面的困難，一句話的用字遣詞、情緒波動、表情等因素皆有可能會扭曲

自己原本想表達的意思。

影片中<u>布里姬</u>、<u>尼克</u>、<u>諾伯</u>多次為了母親的狀況而引發爭執，每個人的觀點角度不同，所想的解決方法也不盡相同，會因為個人因素，以自我觀點認為那就是對母親最好的照顧。但可以發現，大家的出發點都是好的，卻因為溝通上的問題，引起一個家庭的不和諧。

在生活中，良好的溝通可以達到更高的效率。每個人適當地發表意見、傾聽他人、融會貫通，試著以他人的角度去思考為什麼他要做這樣的選擇、發表這樣的意見，以達換位思考的重要性。

－蘇玉玲－

表達有時是難以說出口的束縛；有時是可以放肆開懷的談論；有時則是居於兩者之間的交流。在電影中所呈現出的不光是悶在心裡無法宣洩出口的，以行動來代替口語上的表達亦有，於是在這樣的情況下可能會出現爭執。在爭執的過程中往往會得到內心想要的答案，同時也對於這樣的答案會有所疑惑——於是在這種情況下，表達又成了一種無形的宣洩管道。它能提供我們把放在心裡說不出口的，不願意用口語述說的換成行動，周而復始間，表達變成了我們最重要的溝通方式。

**********

## ※你還要我怎樣※

－李奕慧－

老實說，在看這部電影時，主角群一家為了要不要把母親送去療養院而吵架的橋段時，內心會有一種感覺是：「你們也吵得太兇了吧！」明明這也是一個可以心平氣和談論的事情，一開始兒子確實是以內為無奈、不解、甚至憤恨，外則耐心、懇求的態度和父親說明；他不知道提過幾百次的想法，但換來的回答總是父親一如往常的固執。女兒則被夾在其中顧慮著所有事情，像條繩子般被拉扯著，不知到底該何去何從。

而這樣無結論的談判一而再再而三的重演，不說電影中的人物，我想不管是誰都會無法忍受。因此我們要想的是如果現實中遇到這種事情的是自己，在經歷了一次次的妥協退讓，是否能耐著性子在不傷害家人的狀況下給予對家人建議。雖然這真的相當困難，但畢竟是自身的家人，總要花更多心力去經營。

即然沒有所謂的「對」與「錯」，我們需要的就只是同理心。只要試著去了解，也許事情就會變得容易一些，爭吵也可能因此而減少許多。

－石家蘊－

在觀看此部電影的當下，常常有種精神被耗弱的感覺，這一家人似乎有無數爭執的點：父親對兒子、兒子和女兒、女兒和孫女……。撇去是否要將罹患失智症的母親送到療養院，其他好多話題似乎都能以別的方式溝通，這個家庭卻如同導火線般，一觸即燃。

「你還要我怎樣？」這句話充斥憤怒以及無奈，它通常是一個人嘗試過各式辦法後仍然無可奈何的心境。在觀看電影的時候，我也有想過為什麼他們一定要這樣彷彿無休無止的爭吵，畢竟大家都知道生氣的時候是很難保有理性的。但換個角度思考，我知道每個家庭情況不一，主角一家在父親較為強勢固執的態度下，一直無法彼此好好溝通。每個人物內心充斥矛盾，誰的心裡都不好受，像是<u>布里姬</u>被夾在兄長和父親間，還要承擔對家庭的種種壓力，她既想解決卻又無能為力。其實大家的出發點都是好的，只是在交流過程還需要更多的耐心和同理心；把單純情緒宣洩的爭執化為更有效解決問題的方式，才不會讓每次的爭吵去削弱或誤會對對方的感情。

\*\*\*\*\*\*\*\*\*\*

── 林欣儀 ──

當雙方都在檢討，檢討<u>諾伯</u>希望<u>露絲</u>留在身邊而不願簽下表單，檢討<u>尼克</u>殘忍地要求父親簽名。但到最後了解，因為<u>露絲</u>之前在安養院工作好幾年，因此<u>諾伯</u>不希望她也住進那裡；但是<u>尼克</u>因為生活壓力及母親日漸嚴重的病情，他也不得不如此要求。但兩邊的「愛」其實都沒有錯。

就像一個不規則多面體，從不同角度去看都會得到不同的答案，雖然那些答案都不一樣，但他們都是正確答案，因為這世界本來就沒有絕對的對錯，只是在現實與道德利益種種考量的情況下，我們只能從多個選擇裡找到最合適的答案。或許當我們在做選擇時，總會不經意地開始爭執，不可否認爭執是一種有效的溝通方式，只要我們討論的是哪個答案才能取得更多的分數，而不是多面體到

底是什麼形狀。

電影最後諾伯因為種種考量也簽下表單，但這不代表諾伯放棄愛露絲，也不代表尼克對露絲的愛多過諾伯給露絲的，只是經過考量後，答案區裡應該要寫的是尼克的答案。

不可否認，他們都愛露絲。

**\*\*\*\*\*\*\*\*\***

## ※學會做自己※

－蘇玉玲－

在影片之中我發現每個人都有著屬於自己需要解決的難題，孤寂、學不會放手、生計……，而在這些的難題中最主要圍繞的則是：家庭。家庭本來是在外頭流浪、奔波累了之後短暫休息的地方，但卻因為小小的齟齬逐漸出現裂痕，慢慢地撕裂擴大到所有的難題全部浮現檯面。

以布里姬為例，女兒的反抗像是她從小未曾在父母口中聽過的詞：叛逆。於是從一開始的壓迫與要求女兒服從，到最後她選擇讓孩子作主。而另一個解決自己寂寞的方式是選擇離婚：離開的不單是自己在這段婚姻裡的寂寞，同時也離開從小父親加強在其身上的束縛，進而第一次選擇做自己。

我總想著「做自己」會是什麼樣的感受？我想我應該會是興奮又徬徨無措的。畢竟從小的時候就被人安排好學校、生活起居，這樣完美無缺的行程規劃直到高中我才有作主的時刻：學習自己安排時間、計畫假日的行程安排；甚至學習如何做一個獨立又特別的自

我。而我想在電影裡的布里姬起初應當也會有迷茫，沒有目標的情況之下想著尋求慰藉，尋找一個能夠支持自己的人——於是在這樣的情況下她的女兒成了她在這條路上的「導師」，指引著她學習做一個真正的自己。

### ─銀河系女孩─

做自己對我來說不是一件簡單的事情，我相信對大部分人來說也是。因為過度在意他人眼光、擔心自己照著自己想法做事會被別人私底下指指點點，導致我常常委屈自己，就只是害怕被討厭。但我後來發現，這樣小心翼翼的自己還是會被別人在背後說閒話，我才突然領悟：沒有人是可以做到不被他人討厭的，那不如選擇做自己吧！這樣的人生或許能活得瀟灑快樂一些，也不會常常感覺被別人掌控著。

我從小也是跟影片中的布里姬一樣，被爸媽安排好自己的人生，被逼著讀不喜歡的學校、錄取自己喜歡但爸媽不喜歡的科系就被罵得很難聽。對於布里姬能夠覺醒，跟爸爸勇敢說出自己的想法，跟不愛的丈夫傾訴真正的心情，我是很羨慕的，畢竟這些是現階段的我無法做到的事情。但我應該要理解：人生是由自己所掌控的，沒有人可以幫自己決定任何事情，覺得不滿的時候就應該提出。希望有一天我也可以拿回屬於我的人生主導權。

\*\*\*\*\*\*\*\*\*

# ※明明白白我的心※

## ─頊玥─

音樂教父<u>李宗盛</u>曾經寫過一首歌叫做〈明明白白我的心〉，生而為人的我們渴望著摯愛能明白自己的心，期待他們願意抽絲剝繭般地細細探索那顆心的每一角隅，小心真誠地讓它在自己懷中緩緩跳動。然而電影裡的這家人雖說住在同一個屋簷下，身上流淌著同根源的血液，但卻始終不懂彼此的心。電影裡的一幕幕都有跡可循：老父親看不見<u>布里姬</u>和<u>尼克</u>的心、<u>布里姬</u>看不見<u>艾瑪</u>的心、<u>艾迪</u>看不見<u>布里姬</u>的心，沒有一個人能真正把對方緊緊地擁入懷中，唯獨他們的母親<u>露絲</u>。是的，她是病了，但我認為她是全劇當中最明白且透徹的人，她付出的愛是最純粹澄淨的。

當<u>布里姬</u>回到<u>加州</u>後和<u>艾迪</u>躺在床上的那段對話，深深烙印在我的腦海裡，那是這部電影當中我看見最深沉的悲哀。<u>艾迪</u>掏出了一個精緻的小盒子遞給<u>布里姬</u>，並且說到：「我送了一顆更大顆的鑽石戒指給妳，這麼一來妳就不會再把它跟其他雜物一起丟在車上了。」到頭來<u>艾迪</u>還是沒能明白為什麼<u>布里姬</u>要將結婚戒指隨意地扔在車上，我認為這也是壓垮他們婚姻的最後一根稻草，同床共眠二十年的枕邊人卻始終不明白彼此的心，因而心灰意冷就此作結。我不認為<u>布里姬</u>的偷情有多麼罪大惡極，我只看見一個孤寂的女人試圖在找到一段清明的沉澱。

—廖奕淇—

電影中的每個人物都愛著自己的親人，用自己覺得好的方式和方法對待他們，卻不明白他們真正的需要。尼克希望母親能到其安排好的療養院安置、諾伯希望尼克能找份好工作、布里姬希望艾瑪能獲得大學文憑。他們都是以為對方好為出發點，替他們規劃了一條康莊大道並期望對方走在這條路上。而這一家人在溝通上也出現了問題：在電影中，面對母親的安置、女兒是否讀大學、丈夫總是不瞭解自己，以及父親不支持自己的事業，他們有人堅持己見、有人委曲求全——到最後對著自己所愛的人大吼，希望他們了解自己，卻反而把對方推得更遠。

但布里姬與她丈夫的關係，相對於爭執的火焰，他們反而冷漠的像是冰山。布里姬說過沒人懂她總是孤獨地在深夜中獨自清醒，不想總是按照丈夫給予的一切，並且得按照其規劃進行的做事方式，也對於年輕時妥協嫁給父母找的好男人感到後悔。但我想如果布里姬能夠及時地把自己的想法告訴對方，不論是丈夫還是父母，只要能好好溝通，我想作為親人的他們一定能夠理解並尊重她的決定。我們常常希望對方能夠看穿自己笑眼裡的悲傷，或是讀出尚未說出口的心思。如果對方猜對，就說：「喔！他真了解我」；一旦不符合自己的心意，就心想：「唉！他都不了解我」。然而對方卻一頭霧水，不明白自己做錯了什麼。我想在那幾個輾轉難眠的夜晚，如果布里姬和她丈夫能夠翻身面對面向對方訴說坦承自己的難處，原本兩顆遙遠的心是不是就能夠靠得更近一些了？

\*\*\*\*\*\*\*\*\*\*

## ※學會放下※

### ─吳宛庭─

<u>蔣勳</u>曾言：「沒有一個東西我們會一直擁有，只是我們一生有很多都放不下。」

愛的人、愛的事、愛的物，劇中三人的執著，許是一種掛念及捨不得，記得從前一部電影《妖貓傳》裡，貓被大聲點醒女主已死的那景，最後的對白：「我何嘗不知道她已經離我而去，只是我捨不得。」很多時候都僅是自身的放不下，忘了這些對彼此的眷戀，許許多多只是對不捨得的妄想。

但仔細想著，這被遺忘的幸福，無疑就是藏在爭吵下的關懷與愛護，只要你好，還要更好，生死契闊的深情，造就了夫妻不離不棄，造就了孩兒們的掛心，就這樣在有難處的生活走下去。滴滴點點地體會人生八苦：生、老、病、死、愛別離、恨長久、求不得，又放不下，才會遲遲無法解決照顧的問題，直到最後<u>諾伯</u>逝去，那波濤洶湧的高浪，才終在哀風淒淒地呼嘯，把濺到裂岩上的浪沫，揚起在空中吹散而化為雲煙。

靜聽遠處，似乎又有驚濤駭浪，澎聲如雷轟，在現實中，是不是如這般輪迴，在這長照的議題下糾葛，不知覺自身亦踏入了晚年，歲歲年年的數看這愁煩的一生。

### ─陳怡慈─

我想，對於<u>諾伯</u>而言，最難的不是送妻子到安養社區，也不是他會搬到新住處，而是他無法接受，也最不願意看著兩人曾經走過、

充滿彼此回憶的房子被淡忘，獨自記著屬於妻子的一切，這也是他不斷提醒失智妻子關於他們兩人過去的原因之一。在諾伯面對妻子必須搬進安養社區，太過心痛而離世時，他的妻子也說：「這是最好的時機，因為太晚她就會全然忘記關於諾伯的所有記憶。」兩個人因為太過在乎彼此，太過相愛，所以捨不得。捨不得往後餘生不再彼此相伴、捨不得房子裡兩人曾走過的足跡、駐足過的角落，所以不如就讓所有美好的回憶被保留在這個時間點，讓諾伯帶著兩人的快樂回憶離去。

諾伯因為放不下而心痛離世，相比於露絲的放下釋懷，「學會放下」成為了我們最需學習的。放下並不是必須遺忘，更多的是將美好曾經保存在最好的時光裡。我也認為諾伯的離世或許於他而言是最好的結局，因為留下來的人往往是最痛苦的，也許露絲的「不記得」對於她來說也是最佳的方式，而關於兩人互相的牽絆也將以另一種形式陪伴著彼此。

— 羅宜旻 —

我認為，放手不是人們與生俱來的能力，而是從許多人生閱歷中慢慢成長、慢慢接受力不從心的苦境與無奈，才能學會放手。從上幼稚園須要離開原本熟悉的家庭環境、自己也當爸媽時該如何適時放手讓小孩去做自己嚮往的事，到老年該如何與家人及這個世界好好地道別，這些都是人們一輩子都在學習的課題。

與最愛的家人、好友道別，對我來說，一直以來都是最困難的。雖然沒有經歷過什麼大風大浪，但每次看到新聞上又有與家人天人永隔的消息，都會令我鼻酸。

今年底即將要出國留學一年了，雖然取得留學資格是一件非常

值得開心的事，但這也意味著我要離開原本的舒適圈，到一個沒有任何熟識的人的國家獨自生活。這是我第一次出國，也是我第一次離家這麼久，雖然不免會擔心、害怕，但出國留學一直以來都在我的 to-do list 裡，所以我只能慢慢地學會獨立、學會放手，把自己準備好，用能量滿滿的自已迎接新的生活與挑戰。

－林佳靜－

《放下》裡有一段話：「時間世人，落難知心，不經一事，不懂一人，時間是最好的過濾器，歲月是最真的分辨儀。」

時間可以使我們放下許多事，不管是分手的傷痛、親人的離世、朋友的漸漸疏遠等，很多人心中都有放不下的事，也導致他們表面開心卻暗地裡不開心，沒辦法好好追求自己想要的東西和想要的生活。我從小是外公帶大的，和他的感情是家人中最好的，但他卻在我隔宿露營時因心肌梗塞突然離世，我連他最後一面都沒見到，當下我難過到哭不出來——然而現在時隔多年，我也已放下並坦然接受這個事實。人在還沒放下以前都覺得自己一定無法放下、覺得自己手裡拿著的一定是最好的、無法想像自己到底錯過了什麼，但這世上到底有什麼是放不下的，而那些當下傷心得死去活來的事，都會隨著時間的流逝漸漸被撫平，心中的傷口也會逐漸癒合。

\*\*\*\*\*\*\*\*\*

# ※愛要及時※

## ─王玟雅─

「因誤解而分離，因愛再度重聚。」

兒女長大後各自離開原生家庭，母親罹患<u>阿茲海默症</u>，讓形同陌路的家人才再次重聚；安置母親一事因彼此價值觀不同，過程中<u>布里姬</u>和其家人發生多次爭吵……，父親去逝後，<u>布里姬</u>打消將母親送到安養院的計畫，決定陪伴她走完人生最後一哩路。

常常說：「家家有本難唸的經」，家人在一起難免會爭吵拌嘴，就容易做出失去理智的事或是說出讓人傷心的話語。看完這部電影我感觸很深，有什麼事比及時珍惜身邊愛你的親人還來的重要──時間是很倉促的，生命是很短暫的，不像招呼計程車一樣，隨招隨停，不要認為以後再說還來得及，人的一生如同一場戲，而其中的情節更是變化莫測令人出乎意料。

人總是在無法挽回時，才無意義地一遍又一遍地數落自己的錯誤，一次又一次的深覺後悔，所以愛別太遲說出，否則到頭來只留下來不及說出口的遺憾。

## ─嚴卉茹─

回頭一看，媽媽已得阿茲海默症。兒女們想把媽媽送到安養院得到更適合的照顧，但<u>諾柏</u>卻不捨也不願意自己相處多年的老伴就這樣離開他身邊，他說：「我才是全<u>芝加哥</u>最好的照護，我了解她十幾年！」這句話真的撼動我的心。

「這個時間剛剛好，如果晚了我就不記得他了，再早一些我就

會太想念他。」露絲在清醒時對女兒這樣說道，其實我相信露絲也不想離開諾柏身邊，更不想給他帶來更多麻煩。但她還是半推半就地面對了自己得了阿茲海默症的事實，她的這句話不僅用有點詼諧的方式面對了自己的病徵，更多的是對諾柏的愛與不捨，多怕自己一個不小心就忘記他，多怕自己一個不留神，諾柏就消失在她的腦海裡。

但人生就是如此無常，我原本以為這是一部探討阿茲海默症的電影，但在快結局時拋出了一個大震撼彈：諾柏居然搶先離開人世。這提醒著我「人生」就是如此複雜無常，所以愛真的要及時，在還能把握時就要好好珍惜！

\*\*\*\*\*\*\*\*\*

# ※片刻的永恆※

—江庭溦—

What They Had
曾經擁有
我們是否曾經擁有，友情、親情、愛情與自由。

然而，我們是真正擁有？擁有了就能幸福？是否又會被遺忘？

影片藉由失智症，讓我們由疾病的介入深入了解且貫穿整部電影。透過母親罹患失智症，進而表現出一個家庭的觀點、生活方式、家庭和諧度。

因為愛，所以期待；因為愛，所以浪漫；因為愛，所以陪伴。

父親對孩子的安排，不僅期許且期待；對自己的伴侶的寵溺，

接納她的全部；對失智症的妻子不離不棄，認為自己才能給予愛的一切

別把自己的遭遇也附加在下一代身上，雖然我們所期許的可能看似完美卻差強人意，傾聽、陪伴、關懷與愛可以讓我們更加了解到底什麼才是最好的期待。

陪伴，也有可能讓我們感到寂寞。空虛的陪伴，不受他人了解，當個默默的孤寂者；實質的陪伴，用心體會，不用任何言語，也能感受到溫暖。

會不會被遺忘，不重要；重要的是，我們懂不懂得享受當下，享受那片刻的永恆。

－王玟雅－

曾經我擁有一段令人稱羨的友情，那時我們同進同出，在校園的每一隅都有我們三個人的身影。後來我和其中一位同學感情特別好，忽略了另外一位的感受，我們和她從無話不談的好朋友，變成無話可說的陌生人。一直到畢業前，因為有老師的幫忙才把誤會解開，那一刻我們相擁而泣，也約定畢業後都要繼續保持聯絡。我們都知道這段友情得來不易，所以更加珍惜彼此之間的友誼。

童年時期的這份友情一直持續到今天，就算我們各奔東西、分隔兩地，偶爾還是會聚在一起閒話家常，有時候翻著照片，腦海裡不停地倒帶著過往有哭有笑的時光，因為都有妳們陪伴的影子才讓我的生活能這麼多采多姿。的確，實質的陪伴，用心感受，不需任何話語，我也能感受到妳們的關心以及溫暖。此時此刻可能不記得當年我們為了什麼事而爭吵，但我永遠記得我們聚在一起快樂的模樣。

長大以後，讓我更清楚地知道，享受當下短暫的時光，享受那片刻的永恆。

－思羽－

在有限的生命裡，有什麼是永恆？

我們又曾經擁有過什麼？

在《被遺忘的幸福》影片中，一家人因為如何安置罹患阿茲海默症的母親，意見因此分歧，關係瀕臨惡劣。事實上，想法並沒有誰對誰錯，卻因為堅持己見互不退讓，使得本該溫暖的家庭氣氛轉而籠罩在一觸即發的緊張氣壓裡……不知不覺地，漸漸和母親一樣，一同遺忘了這曾經擁有過的幸福。

在未知的漫漫時間裡，一直想緊緊把握住的、拚命追求的，是否得到了？又真的是如我們所想的那樣？執著的過程中，不斷地和四周拉扯，卻沒料想到，本質早已變形，變得扭曲不堪……。

何謂「簡單的幸福」？ 這是直到現在我仍然在尋找的答案，如今才稍微明瞭輪廓。簡單的幸福，往往不是虛華的物質體驗，不是要努力追尋後獲得什麼，而是懂得珍惜每分每秒，此刻我們所擁有的，真心相待身旁的人事物，也好好地愛自己，珍惜視線所及的每一處風景。

對我來說，永恆的幸福看似無所不在，卻值得我用一生去體會、感受它的亙古存在。

\*\*\*\*\*\*\*\*\*

－吳宛庭－

樹的年輪,許也似人,寒冬越刺骨,刻得更深,正所謂刻骨銘心,無非是一痕一痕畫在顛簸的日子裡。諾伯照顧妻子時說:「愛,就是義無反顧的奉獻。」我認同著他的這句話,鶼鰈情誼,願一生能形影不離,但在失智症的漸漸侵襲,老太太究竟還記得什麼,家的一切,是否還能給予她歸屬感,倘若沒有了,怎樣的「愛」才算完整呢?

或許呀!或許!我們執著的,與「愛」本身並無關連,只是自己所渴望的。

在這「兩難」裡,家不再有放鬆的感覺,其實在這爭吵裡,我們何嘗不試著柔軟,諾伯的堅持己見、女兒的強勢、兒子的執著,些許都能因此而化為包容,轉為慈悲,尊重每個提出的意見,適時地都採納一些,成為最順心的智慧。

兜轉轉的一世,有時我們總急於替別人下決定,自己認為最好的每個選擇,會不會有時變為自己與他人的煩惱?在提醒自己關心則亂的同時,且不忘告訴自己,幸虧有阻攔,讓我們看見裂縫,讓陽光照入時,也能因幸福而溫暖。

\*\*\*\*\*\*\*\*\*

## ※放手※

－王靜敏－

假若,在寒冬逆風而行時,明知火炬會燙著手,你,是否仍會執意抓住不放?

佛經說：「愛欲之於人，猶執炬火逆風而行。愚者不釋炬，必有燒手之患。」其實，那些人何嘗不懂這些道理，他們只是過於「痴」罷了。影片裡，父親掌控著女兒，是親情的痴；丈夫寧願否認病情現狀，也要堅持親手照顧妻子，是愛情的痴。看著戲中人的悲歡，一幕幕時而掙獰、時而崩潰的面孔映於屏幕上——好像明白了，太過痴狂的愛，猶如將對方咽喉緊扣入懷，非但對方不會領情，還顯得無比窒悶難耐。

如何放手，大抵是我在影片中看到最大的課題。細看「放」字，此是由方及攴兩部分所組成。攴，釋義為輕敲。將兩部分合起來像極了一個人在方寸天地間輕敲著，因為「愛」，他不敢過於猛烈地反擊，卻又希望能有多一點的喘息空間。

放手，不是沒有情、沒有愛，正因有濃烈而炙熱的情與愛，不忍燙到對方，所以放開緊握不放的手。「情」與「愛」二字，猶若流沙，掌心越緊越留不住什麼。當我們以「愛」放手，不是失去，而是擁有。

— 吳宛庭 —

相遇，為世間最頻繁，亦最為珍貴的生命饋贈，第一映入眼簾的鍾情，是從陌生到熟悉的入口，但我們是否曾想過，那明日應來的熟悉，被失智打回似昨日的相遇，陌生至極。

記得者惶恐，失智者也惶恐，那數年回憶一如煙花，身旁陌生的熟人，讓失智者不知何處為家；而照顧的人在人生裡也找不到可相信的，連回憶都帶不走的微塵眾，滄海桑田，恐於最終無我吧！

記得《金剛經》中所云：「無我相，無人相，無眾生相，無壽相。」讓我們更難於接受身旁依傍著半輩子的人失智吧！我思考著，

諾伯的不捨得與放不下的心情，可能就是這個吧！「無我相」，假如人生沒有別人，我應感受不到我的存在，存在的價值發自於我日日所見之人，諾伯對妻子所謂的了解，其實一部分是自身所覺，他與兒女們的各自執念，有時就是堅守自己所下的決定才是最好的。

有人說，捨不得是我們曾經幸福的表現，但有時放下，何不是更體恤幸福的完美，將「得到」抑或「失去」領悟，放得灑脫，讓美好如涓涓細流，在心中靜靜流淌。

······· ▌信任 ▌·······

〈翻轉冰冷醫病關係〉[1]

蘇玉玲、巧　茹、廖奕淇、羅宜旻、黃安綺、吳宛庭、
林佳靜、浩　正、陳柔妃、思　羽、江庭澂

▌· 故事大綱 ·▌

　　抗癌鬥士星希亞在罹患肺腺癌近 8 年後，道出其曾一度連醫生
看了都搖頭的病情，在調整其自我心態並建立與醫師互信的醫病關
係下，使其治療過程更加順利。星希亞也道出醫學之極限；同時，
醫療也不是消費行為。當我們期盼能遇到仁心仁術、視病猶親的良
醫而不是過於商業化的醫生時，更不應抱持著要求醫事人員提供
「顧客至上」的醫療服務……。

▌· 閱讀反思 ·▌

－蘇玉玲－

　　建立良好的醫病關係所具備的不光是雙方各自需要的同理、信
任以及共享決策，我認為溝通也是促進醫病關係，整合醫療照護的
重點。

---

[1] 〈翻轉冰冷醫病關係〉。147-150 頁。星希亞。
　 https://www.commonhealth.com.tw/article/81734。

在「有無同理心上的溝通」，能展現出醫師與病人或其家屬間的親密及疏離，它能夠看出醫生對待患者的溝通話語上是否缺乏相對應的同理，又或者只是單純地針對「病情」解說，進而忽略掉人與人之間最基本的「情感」。

而「有無信任間的溝通」同樣也是重點，在病人對於醫生毫無信任感的時候，他也許會選擇質問醫生是否真正的「對症下藥」。而醫生倘若對於這樣毫無信任的溝通並無絲毫敏銳度的話，這樣的情況下會讓雙方之間產生隔閡，甚至或許也會對病情判斷出現差池。

最後再來看「共享決策上的溝通」，在決策的共享上如果醫生並未將各方案的優劣及費用告知清楚，使得病患在治療疾病時所實施的方案內容與原先講述的不符而效果不彰時，如此家屬該如何處理這樣的情況？甚至可能在經濟費用也造成極大的負擔時，是該由醫生負責還是家屬自行承擔？

於是我想在醫生與病人的溝通上理應多加注意，不光是對翻轉冰冷的醫病關係可以有極大的幫助，或許在雙方的良性溝通下也可以對病情有著極大的幫助。

‧ ‧ ‧ ‧ ‧ ‧

沒有什麼事情一定是完美的。即便是在令我佩服的醫學領域上，在醫療過程中總會沒來由地出現了不完美，例如與病人間的溝通關係，或者是在治療上也會出現我們甚至是醫生本人也無法預知的意外。

在這些的不完美裡，我們該如何將醫病關係變得正確且盡量完美，我認為或許可以從對談上的交流開始努力起。在對談的過程中

講求文中談到的「共享決策」，讓病患抉擇自己與家庭裡能負擔的治療；相較於以往採用同一套療法，醫師針對病患的病情與需求選擇病患適用的治療方案，使得醫病間關係可以更加密切。

再者，醫生對於病患對醫師所產生的不信任感，理應將其轉化為信任且雙向的醫病關係，不單是只有治療「病症」，而是同時也要關切病患在治療過程中的「不安全感」、「焦急」等心態因素，促使醫生可以與團隊中的醫務社工或者是心理師合作，進而達成可以幫助病患治療病症外，又可以讓他們抱持著安心舒坦的心態——在兩全其美的情況下讓病患的病症可以痊癒、暫且抑制或是安穩地走完無病痛的最後。

最後是同理心上，醫生對於病患的治療不應只有單純地直述症狀、對其可能遭遇的事情不應直接了當的告知，如此或許會導致病患及其家屬內心的恐慌——或許理應換個說詞，眼神交流間應該保持著同理的心情。但與此同時要注意「同理」不同於「同情」，如果給予的是同情心，反而可能造成適得其反的效果，使得病患更加的不諒解。

我想或許在學習成長的過程裡，醫生也能改善自我與患者間的醫病關係，甚至是往正確的方向前進，使得醫學不再是冰冷的科學。即便醫學懷有不完美，卻也有它最完美的一隅情感。

**＊＊＊＊＊＊＊＊＊**

—巧茹—

看完文獻後發現要促進醫病關係主要有相互信任、同理、共享決策等重點。不過在這三個重點之前，我們最需要認識到的事情是：

醫學並不是完美的。

「接受醫學是一門不完美的科學」是我在整份文獻看完後感悟最深的一句話，現今的醫療環境確實非常的進步，到目前不管是在電視上、還是自己的周圍環境，我都還是會為醫學感到佩服。對於醫學領域的知識、實務、操作，甚至是醫療人員的心理態度都覺得好厲害好不可思議；不過就像文章說的，就算現今醫療已經算發達的了，卻還是有很大的空白需要我們繼續鑽研發展下去。因為疾病的發生是無法掌控的，在我們的世界又或者是未來，都還是有可能出現在我們認知以外的病症，所以面對這樣的情況我們需要的是去接受它，並且和醫生們努力迎接接下來對抗疾病之路。

再來討論如何促進醫病關係，首先就是醫生和病人之間的信任。我覺得這點之所以重要，是因為本來人和人之間就要講求信用，更何況是醫病之間所存在的是生命的議題。當然最主要的還是醫病雙方都必須要真正的為對方考量，做到互相同理，才能對接下來的疾病醫治一起共同決策，讓雙方都可以在最了解和願意接受的情況去治療或接受治療——這樣不僅比較不會產生醫療糾紛，還會像戰友一樣一起努力面對這個疾病。

\*\*\*\*\*\*\*\*\*\*

－廖奕淇－

近幾年來因醫療糾紛而上新聞的事件並不少，像是病患家屬打護理師，或是醫生因為一場手術而成為被告等等。因為科技的進步，醫療器具和技術也突飛猛進，每個人都希望當身體有狀況時能夠看個醫生就解決問題了，而延伸出來的想法便是將醫療商業化，認為

自己是消費者。患者覺得花錢的人最大，同時上網查了一些醫學相關資料就認定醫生說的都是錯的，最後在醫生還沒解決問題時，就質疑醫生的判斷。這種將醫療視為理所當然和不尊重專業的行為，使得醫病關係愈趨緊張。病人不信任醫生，而醫生也對病患有所顧慮，這樣的氣氛並不是大部分人所樂見的。而改善醫病關係的方法最根本的三件事就是：信任、同理和共享。文中有一段比喻能夠概括這三件事：「治療就像過河，醫生和病患一起過河，目標是彼岸，但渡河過程中可能會遇到不可知的狀況，這時醫生和病患是一起過河的盟友，必須互相合作、共同決策、共擔風險，才能有更大的機率能抵達對岸。」 於此同時，也希望病患能夠尊重專業，而醫護人員能理解病患的擔心——只有在雙方都替對方著想的同時，才能夠產生和諧的醫病關係。

**********

-羅宜旻-

　　培養出良好的醫病關係可以說是治療中最重要的環節。而良好的醫病關係是建立在相互信任、溝通、體諒並一同做出醫療決策上。從病人角度來看，若病人與家屬不能相信醫生的專業判斷及相關經驗，只是一味地懷疑醫生的建議或聽信偏方，與醫生間無法產生出相互信任感；要是如此，不論跑了多少間醫院、做了多少治療，都很難把病治好。多與醫生溝通，才能一起討論出最適合自己的治療方式。以醫生的角度來看，除了需要盡力替病人治病之外，多花一些時間與病人及家屬互動，就能更進一步了解病人的飲食習慣、精神狀況與心理的顧慮，並做出對病患更適合的安排。除此之外，雖

然台灣醫療相當發達，病人也要知道醫學不是萬能，仍有許多無法被治癒的疾病。醫病之間多一點體諒，少一點責備，用尊重專業、信任彼此的態度來對待醫護人員與病患，才能達成雙贏的局面。

**********

— 黃安綺 —

現今社會醫療十分發達，以前無法治癒的病在現在大多都能得到治療。即使如此，醫療依舊不是完美的，醫生也不是如神那麼萬能的存在。有些疾病在醫師告知病人可能無法治癒、手術成功機率少之又少的時候，患者可能會因而喪失理智怪罪醫生，或責罵醫生是庸醫，醫生也可能會因為某些原因對病人不甚耐煩。

這樣冰冷的醫病關係如何有翻轉的可能？文獻提到三個促進醫病關係的三大重點：相互信任、相互同理以及共享決策。醫病關係的本質就是醫生與病患是一起承擔風險、一起合作與決策的夥伴，並非上對下的關係；在遇到不可測的突發狀況時（例如病情惡化）也能夠一起商討對策，提出病患最想要的治療方式建議，進而讓病患選擇。而病人和醫生之間也要互相信任，相信彼此進而成為這段醫病關係的盟友，這樣才能有效地進行後續治療與溝通，為促進病患健康也是一大保障。與此同時，醫生與病患還必須互相同理，具有「同理心」十分重要，醫生要設身處地為病患著想，不需要直白地說出傷人的話，要顧及對方的感受；病人也必須了解到醫生的難處，別因為疾病吞噬了同理心。在這個醫療發達的社會，如何翻轉冰冷的醫病關係，是醫生以及病人需要共同學習與面對的課題。

**\*\*\*\*\*\*\*\*\*\***

-吳宛庭-

醫院的十字，二十四小時佇立在那棟建築物，溫暖的路燈也染上一席冰冷，照著進進出出的孤寂靈魂，這地方總是乘載著太多嘆息與不捨。十字意喻著西方蛇杖的故事，每個人都渴望如故事中的人們，能藉著摸到蛇杖而復活。仔細想想，這地方，無若不也是一個最為充滿希望的地方嗎？那努力找尋的曙光，好像混在了這裡，只是因為我們太過執著於自己的死，而忘了還有一個需要敘寫的過程和更多美好的結局。如泰戈爾所說的：「死亡隸屬於生命，正與生一樣，舉足是走路，落足也是。」假如都在生命裡，何謂不好好闖一遍，而究竟復活的力量是什麼？我想是醫病間相互的奮鬥與扶持吧！不須追求感性以待，但求如過河的盟友，相互提攜，對於病情，雙方重視；治療方法，互相討論；兩人心情，同理以待；所有過程，靜靜聆聽。並保有「cure sometimes, treat often, comfort always.」[2] 的信念，相信每個過程的結果都極具意義，富有價值。

**\*\*\*\*\*\*\*\*\*\***

-林佳靜-

溝通是人與人之間傳達自己觀念的重要工具，可以使對方了解自己的想法，消除彼此之間的誤會，增加了解和信任。

我認同醫病關係之間最重要的就是交流。如果醫生和病人之間

---

2 即：「有時去治愈，常常去幫助，總是去安慰。」Dr. Edward Livingston Trudeau 的墓誌銘。

沒有適當的溝通，像是醫生不把詳細的治療方案、為什麼要這麼治療和之後可能會發生什麼風險或後遺症跟病人講清楚；病人不把自己心裡的疑問和醫生問清楚，一直憋著不敢問，到最後如果發生了什麼狀況，病人或是病患家屬就會質疑醫生當初的決定，甚至是提告等，進而產生這種惡性的醫病關係。所以我認為積極的溝通與表達可以使醫生和病人之間更加了解對方的立場和想法，讓彼此更加信任。醫生可以很放心地幫病人治療，不用擔心之後可能會因為治療結果不太理想或不符合病患的預期而被病患或家屬告上法院；病人也可以很信任醫生會給出最好、最適合自己的治療方案，就算結果不理想，也能理解醫生已經盡力了。

**********

— 浩正 —

　　醫生和病人的互信關係確實是個有趣的議題。是的，因為不相信醫生，所以總會在吃藥時將其中幾顆藥物挑掉，因而久病不癒。這件情事真的是不少見。小時候生病初癒，大人總是假「藥吃太多會傷身體」之名，要我們把剩餘的藥品丟棄；有時候則是罔顧醫生的建言，留著上次的藥品，等到下次感冒時給小孩子吃。這些跡象比比皆是，暗喻醫生與病患之間的不信任，也許是因為醫生與病人之間有著醫學上的資訊不對稱性，再加上某些錯誤媒體資訊渲染、親朋好友非專業的建議，讓某些偏見先深植於人心之中。而解決辦法還是得請醫師之類的專業人士為病人闡諭，待看完診後多問一些，矯正錯誤資訊，但這些還是建立在有醫病信任感的基礎之上。我想這部分應是民眾要在其想法上做出一些調整，尊重專業，而不

是任由可信度較低的網路資訊先行左右其想法，自己當起了醫生。

\*\*\*\*\*\*\*\*\*

# ※信任※

## ─陳柔妃─

醫病關係最重要的是要互相信任，若兩方不能互相信任，那這個疾病治療的療程會相當的沒效率，也可能會增加其嚴重性。生病時去找醫生，可能是第一次見到這位醫生，之前從未接觸過，可能也無法完全地相信醫生所交代的療程，或許會有些許疑慮出現。這時，如果擁有良好的醫病關係，醫生會給予最適合患者的治療，而不是為了賺錢做出非必要之治療；一位患者也要相信醫師的專業，聽取醫師的建議及醫囑，若有覺得疑問的部分就該馬上與醫生討論、詢問醫師，了解為什麼醫生會採取此治療方式。有良好的醫病關係才能使疾病完全地治療好，而信任是治療的首要條件。互相的溝通、討論也是相當的重要，從溝通的過程中，也能了解這位醫師的為人，醫生也會了解病患的想法，因而達成共識，互相了解對方，良好的醫病關係也能更進一步。

## ─思羽─

信任是人與人相處最重要的基礎，需要有同等足夠的份量才不會失衡，而如今醫護與患者之間的關係，似乎不是用信任堆砌而成，而是充斥著懷疑跟不安。

究竟原因為何？為何角色換成醫療人員和病人時，信任基礎似

乎就變得蕩然無存呢？我能想到的是對於疾病的判斷。畢竟如果沒有足夠的知識水準和知識背景，很難再次確認疾病診斷的準確程度，導致患者會有對醫生的誤解；再者，許多大型手術的費用高昂，而民眾看到的只會是使用到他們身上的藥品，卻忘了考慮儀器成本、醫療團隊的人事成本，亦或是藥物來源的成本等等，因而會開始質疑是否自己被騙了等等。關於醫療，有太多看不見的隱形成本，而這些因素也間接導致了病患對醫護產生不信任。還有打擊醫療團隊最深的，或許可以說是擋在信任之前的一座高牆——那便是形象。形象，一個長久建立的模樣卻容易在一瞬間被摧毀，遠至社會新聞，近至周遭的親朋好友，多少都有不好的醫療經驗：被誤診、擱置、醫療沒有成效，甚至醫界醜聞等等都埋下了不信任的種子。

我們都要記得醫護人員們是人，人總是會有在所難免的失誤。看見他們救人時的拚命，我們也要多給他們一點同理，要好好服用領取的藥品，接受合理的療程，不造成醫療資源浪費，才是醫病關係下需要努力的方向。

── 江庭溦 ──

「信任」為人相處之間的溝通橋樑，人與人之間的相處如要達到互相信任，本來就有一定的難度存在。如若將信任投射在醫療上，面對醫療糾紛，不論是醫生還是病人及家屬有理，其之間正是因為意見不同而產生的不信任。

然而，好的醫病關係並不是患者本身的問題而已，也包含所有的醫護人員，我認為醫生有醫生的專業，患者可能會因為恐慌而針對醫生的專業感到質疑。這時，醫生可以透過行動並且與患者保持良好的溝通，慢慢地與患者建立信任關係，讓患者不感到恐懼害怕。

我們應該也要試著思考一下消弭與醫生對立的情緒，達到換位思考。情緒激動時，與其懷疑，不如與醫生建立相互信任關係，一起去解決問題，互相溝通、討論，進而達成共識去發展良好的醫病關係。

醫病關係並非個人導向，與他人建立溝通橋樑達到理解信任，醫生與患者不僅可以同時受益，亦也可以避免不必要的問題發生。

# 敘事醫學人文電影反思

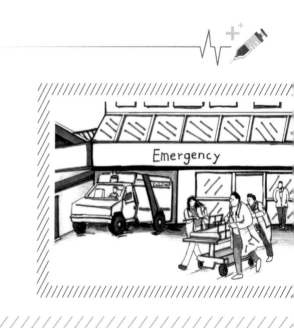

## ▌單腳天使又立 ▌

予鈴

　　醫師的疏失、意外的出生、天生的缺陷，她是<u>徐又立</u>，一個出生只有一隻左腿和極短上臂的小女孩。在高三時偶然看到一個專門介紹身障人士的影片網站，裡面的人有七成是因為後天意外變成身障，輕則拿拐杖、行動不便、或因燒傷需要穿一輩子的壓力衣，重則截肢、坐輪椅、癱瘓，這些人因為一場意外失去了原本屬於他們的美好人生。但比起他們，我更為那些帶有先天缺陷的人感到難過，他們要承受的是他們從生命開始一連串的醫療救治、旁人異樣眼光，以及自己和別人不一樣的事實。

　　一直想從事醫療專業的我，一心想考上醫師，成為能夠拯救別人的人，但在看完<u>又立</u>的影片，我開始動搖，我是否有能力去救人，救一個可能永遠都無法讓其恢復正常的小嬰兒，這真的是我想要嗎？這個故事也讓我看清，醫師會救人，但更多時候醫師也會無能為力、也會失誤，那醫師的失誤算是間接害人、間接害了整個家庭嗎？這個影片也從此讓我冒出想走護理的念頭，此念頭悄悄地在我心中的萌芽，如果醫生不能保證救人，那麼，不管是專業上的還是心靈上的，護理師的護理照顧及陪伴是否能幫助到病人，也幫助到家屬？

　　<u>又立</u>出生時才被發現少了一隻腳、兩隻手，被緊急送往更大規模的醫學中心治療。在那之前的十二次健檢結果均未發現胎兒有發育異常，但當胎兒一出生，父親打開了嬰兒的布包，才發現孩子少了手跟腳，這第一個打擊到的就是懷著滿心期待的<u>又立</u>父母，畢竟

誰都未曾想過每次產檢都被告知一切正常的寶寶在出生後會截然不同。但是，面對又立的出生，他們並沒有選擇放棄或拋棄，而是選擇盡心照顧她，這樣的勇氣令我不禁動容。但現實殘酷，又立馬上又被診斷有先天性右肺塌陷，需要插管治療。影片看到這裡時，我內心的想法只有替她感到難過，也替他的父母感到氣憤，畢竟這個醫療誤差不是少一根手指或腳趾，而是一出生就少了一隻腳、兩隻手的醫療誤差，但隨著影片往後看，我好像慢慢地沒那麼生氣了，我更多感受到的是感動。

出生後的又立突破一道又一道難關，連醫生都不敢相信這個小孩竟然有辦法「撐」下來。面對疼痛又漫長的復健，雖然裝著義肢，骨頭摩擦模具非常疼痛，但又立還是一邊哭一邊一步步地努力往前走。又立的勇敢、又立的樂觀讓我不禁反思，也許醫療檢查可能導致的誤差毀了一個家庭，但它也讓本來有可能會被打掉的孩子意外活下來了，讓這個孩子多了一次活下來的機會。

其實事情都是一體兩面。從正面角度來看，雖然這個孩子有些缺陷，但她依然像一般人一樣：一樣去上幼稚園、一樣自己揹書包，自己吃飯、喝水，回家後她甚至會在爸爸的麵店幫忙招呼客人。除了身體及行動上有所不同，她甚至比任何人都要樂觀及努力過好生活，這也讓我回想我自己是否有時候太過悲觀，跟又立的身體殘缺比起來，我的問題根本是小事一樁。她都可以樂觀面對世界、面對疾病、疼痛、外界的異樣眼光及聲音，我又有何不可？我應該要向她學習她的樂觀及勇敢。但從負面角度來看，好險除了身體殘缺，又立沒有其他方面的問題，順利地活下來了，而且是快樂的。但如果要是今天一嬰兒出生時被發現不只四肢殘缺，還有其他病症或是引發了各種感染，後果不堪設想──那麼這個孩子如此痛苦地生存

在這個世界上是不是醫療誤差或是醫生的失誤所造成的?

　　知道又立的故事後,我在機緣巧合下到了又立爸爸開的麵店,看到了又立,我當下確切感受到她並不只是手機螢幕上訴說的故事,而是真真實實的一個生命:一個因為醫療誤差,一輩子都要背著此誤差生活的小女孩。一個素不相識的人看到又立便有這麼多感觸,更何況是天天照顧他的父親——從又立身上我反思了我自己,也反思我周遭的這個社會。

　　我反思著,以失誤來說,每個職業都會有,但醫療誤差或醫生的失誤總是格外重大,因為其牽涉的是一個人的生命、健康、他的未來,甚至是他家人的生活。在生活中,常常會聽到兩種聲音,一是醫生也是人,也會有失誤或無能為力的時候,為什麼要對一個醫生有如此過分的批評;另一種說法則是醫生、醫學系之所以難考,他們的薪水之所以比常人還高,就是因為他的工作需要承擔病人們的生死,如果他因失誤說聲「對不起」就沒事的話,與一般上班族又有何異?更何況有些上班族做錯事便被迫離職以示負責,那麼醫生又如何能受到庇護而不被懲戒?而這兩種說法,其實有時候真的很難說哪個是對、哪個是錯。我覺得有時候這兩種說法的轉換不過是因為當事人身份的不同而有不同的見解。以醫生幫癌末病患進行手術失敗致死為例,如果我今天是一個旁觀者,我可能會覺得不過是死一個人,這世上每天有多少人死亡,他不過是其中之一而已。但若我是醫護人員,我可能會為醫生辯解,也許是因為手術風險本來就高,才沒能救回來,但他也盡力了,不是嗎?再換個身份,如果我是病患家屬,術前醫生告訴我並建議手術優於化療,這樣病患活下來的機率會高出許多,結果卻死在了手術台上,這讓我又如何能心甘情願地接受此結果。

面對醫生這個職業，本來就會有不同的聲音。我只想說，醫療業是治病救人的行業，本就不是神一般的神聖工作；醫療人員會盡全力讓進來的人能開心地出院，但不代表能保證讓所有人都順利康復。與其說治療是康復唯一途徑，不如說它是一場賭注：你可以選擇不治療，快樂過完剩下的日子；也可以像買樂透一樣，花錢住院賭一把——賭遇上一個很厲害的醫生；賭遇到一個很照顧你的護理師；賭身邊你的家人不會放棄你。但是，病人需要住院治療的病情程度本來就不是一定會康復，只是隨著科技發達，賭中活下來的機率越來越高而已。

而又立的故事其實還牽涉到了一個問題，就是孩子有選擇「生存」或「死亡」的權利嗎？一般人尚且可以選擇賭或不賭、治療或不治療，但又立不能——不管是她的出生還是出生後的治療，都不是她能決定的。有些人或許會覺得孩子還小，她根本就不懂到底她是想活還是不想活；但我覺得，說這句話的人一定沒有去過兒童癌症病房看過。那裡的孩子，或樂觀、或哭鬧、或安靜躲在一旁、或已躺在病床上任由一堆管路插遍全身，有人問過他們願意嗎？也許有，但又有誰真的願意從小就接受一堆管子插在身上，他們膽怯、害怕、對身邊的一切都是未知的，不過是從小就被灌輸了撐下去以後就會康復，就會好起來的觀念而已。看著腦麻的孩子學站起來，手上還插著軟針；在玩玩具的小朋友們；因為化療掉光頭髮的青春期妹妹在幫娃娃梳頭髮——有人能體會他們的痛苦嗎？

我，想成為一名護理師，想去兒癌病房，想去幫助、陪伴這群孩子們。也許不能看著他們每個人都能順利地康復出院，我也希望他們在接受痛苦治療時，有人陪在他們身邊，告訴他，別怕，就像不放棄又立的父母一樣。

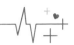

## ▌生離死別 ▌

《被遺忘的幸福》[1] 與《如果這世界貓消失了》[2]

蕭琦玲

在修這堂課之前，我對 DNR 的了解其實只是在課本上以及老師們口中的一個詞彙，雖然大概知道內容，但其實也就只是知道內容而已，自己並沒有去進一步了解及查資料什麼的。可能是因為內心其實對這議題沒有太多興趣──但說實話，究竟是沒有興趣還是不想面對呢？或許後者的機率比較大一些。

在臨終相關的議題裡，器捐也是常會與其結合一起提到的一部份，在被指定要看完課本文章的那幾周，自己系上的必修也剛好開始了各類醫療主題的報告，我們分配到的主題是器官捐贈。在課堂上講出興趣的我，在回家路上跟爸爸聊天時也提到了這個話題。雖然原本就知道爸爸是個挺開明的中年男人，但看到他不假思索地說出：「捐啊，留著燒成灰也沒有比較好。等哪天哪家醫院有辦活動，我就要去簽了」的回應時，不免還是小驚訝了一下，我以為我們的上一輩或許多多少少還會有「留全屍」的概念。但說真的，我很佩服爸爸能一派輕鬆地說出自己的決定，即使我自己做完器官捐贈與社會工作相關的報告，也因此查詢了很多的資料，甚至是請問相關科系的朋友，在這方面或許比爸爸還了解的我，也都還沒辦法輕鬆地說出：「我要簽器捐同意書」這樣的話。老實說，我根本還沒準

---

[1] 《被遺忘的幸福》。伊麗莎白‧查姆科（Elizabeth Chomko, 2018）。采昌國際多媒體。
[2] 《如果這世界貓消失了》。永井聰(2016)。東寶電影公司。

備好呢！該說是還沒準備好將自己的器官奉獻出去嗎？又或者是還沒準備好面對死亡呢？老實說，在跟醫學系的幾個朋友聊過這個話題後，對於器官排斥反應更加了解的我甚至開始思考，器官捐贈到底是不是個正確的作法？雖然延長了壽命是具體事實，但在排斥反應和免疫力飛快下降中，取得的恐怖平衡真的讓人望之卻步，一個不小心，不論哪邊都可能讓你直接喪命。細思極恐，最好的一步棋果然還是對自己的身體好一點，在可控制的範圍內，不要讓任何器官受到不可回復性的損害。

　　從小到大，對於生離死別的場景，不論是僅為虛構世界的電影場景，或是真實呈現在眼前的經驗，甚至只是幾行文字，都能讓我的情緒因為共感而非常難受。所以當我在拿到這堂課的教學用書並翻閱裡面的文章時，我一開始真的覺得好煎熬，心靈上的那種！雖然裡面收錄的文章不是詞藻華美的類型，甚至還會有幾個錯字穿插在字裡行間，但他的情感真摯讓我常常看完後只有滿腹惆悵。

　　有時候甚至還會開始在腦內幻想那些場景以及他們後續的故事等等，想著想著就會不小心連結到自己的家人，越想越覺得那些臨終病人的家屬該有多難過——如果換個立場，我們能像現在紙上談兵一樣輕鬆地放手嗎？談到放手就不得不提到學期一開始看的電影：《被遺忘的幸福》。我其實很喜歡露絲跟布莉姬同睡在一張床上的鏡頭，露絲說他很慶幸丈夫是在這個時間離開，太早，她會太難過；若是再晚一點，她則會不記得。這是這部電影裡真的很經典的橋段，雖然沒有什麼特別的情緒表現手法，但就是這樣淡淡的對話讓人感受到她的無力——無力挽回、也無力抵抗現實的無情。而除了露絲外，布莉姬也是個讓我感受很深刻的角色，即使我跟她的共同點或許只有同為女性，我雖然沒有經歷過她那些足以令人崩潰

的經歷，也不像她有那麼多的人生歷練，但活到現在我親眼看過的、聽聞過或傳聞過的也罷，都能讓我更加深刻地看見在她身上投射出對現代女性的壓迫以及她們身為女性的無奈——不論是被迫嫁給自己不愛的男人，又或者是和自己的親生骨肉沒有辦法互相敞開心房地交談，這都讓人感到心力交瘁。或許是因為性別所產生的似己效果，在觀看電影的途中，我一直在心裡默默希望她能夠得到一個好的結局。最後，她將媽媽送去養老機構，並且也和不是自己所愛的丈夫分開，這對<u>布莉姬</u>來說應該算是個不差的結局吧！但總覺得看完有些惆悵。

而第二部電影是《如果這世界貓消失了》，老實說我一開始不太懂且找不出這部電影跟醫學人文的關聯性，但後來我認為主角在認為自己明天就要死了，以及後來衍伸出來的所有一切，都可以與臨終心態來做連結！當主角得知自己得了腦瘤且已經時日不多時，雖然他表面上是冷靜的，但在他的心裡已經完全呈現崩潰狀態，從他腦中咆哮的幻想能夠看得出來。這不免讓人連結到現實中如果突然得知自己重病的消息，人們該如何面對？真的能夠接受嗎？

我個人認為，主角由於受到過度的打擊，所以才會幻想出「惡魔」的存在並且讓它出現，我個人對此有有兩種詮釋假設，雖然都只是個人臆測。第一，我認為「惡魔」是主角腦中潛抑著的對所有事物的留戀和珍惜。根據<u>佛洛伊德</u>的理論來看，就是這份對自己即將離世、對這所有一切的不捨才產生了這一場鬧劇般的「夢」，目的或許是做最後的抵抗、或是最後願望的實現，也可能是在提醒著主角把握最後能夠與世間一切相處的時間。而另一種詮釋假設是：「惡魔」是內心慾望的呈現；具體來說，即為「大家都和我一起陪葬」這般的感覺。為什麼呢？非常殘忍地，消失的一切都是對主角

來說極其重要，可以說是人格以及人生塑造中不可或缺的美好物件：友情、愛情、親情等。但自己已經毀了，被那病痛、那腦瘤毀了，而這些美好，自己就快無法再擁有任何一點點了——既然如此，就讓這些美好跟著自己一起消失吧！或許在電影中消失的這幾樣東西對某些人來說可能無足輕重，但對主角來說，那可以算是他的全部了。所以我認為他這時產生的情緒，或許有點在忌妒過往的自己還擁有這些美好、還希冀活在那個時候的自己。所以潛意識裡的慾望叫囂著、憤恨著，想要剝奪那時自己的快樂，但當最後這場失控的暴風雨襲捲的目標已經來到陪伴他大半輩子的貓高麗菜身上時——他清醒了。

他發現已經不能再這樣下去了。

當崩壞的對象已經從無機物上升到生命時，主角清醒了，要這樣把他跟母親的連結(貓高麗菜)也拋棄，他做不到。所以他清醒了，並且告訴「惡魔」，也就是他自己：他決定不要再這樣繼續下去了。這裡可以和現實中哀傷五步驟中的哀傷與接受做呼應，在經歷了這麼長的一段心靈戰爭後，主角終於接受了這個事實，並且一一去尋找對自己生命來說不可或缺的人們做最後的道別。

看完這部電影我真的久久不能平復，主角一家人在海邊的時候，媽媽向孩子說的那些話真的講到我心坎裡：「只希望你好好的。」這種純粹的愛真得過於動人心弦，看完電影之後的那節課，我覺得上課時都恍恍惚惚的，大螢幕上的細菌學名雖然全都一一抄寫在自己的筆記本上，但總覺得完全沒有吸收，聽了個寂寞。心理被激起的漣漪比看完《被遺忘的幸福》還要來得更大，或許是因為這部主角的年紀和經歷比起上一部跟我們來得更接近，親情、友情都是我們所經歷過的，有些人甚至還有愛情，但我們不一定都結過婚，所

以我才會對這部電影這麼有感覺，且裡面許多的場景都帶給我很大的刺激。日系電影一貫的風格，淡淡的、淡淡的描寫，也許是正面、又或者是側面，但當你領會到那弦外之音，被觸動的情感一時將會無法停止。

# 附　錄

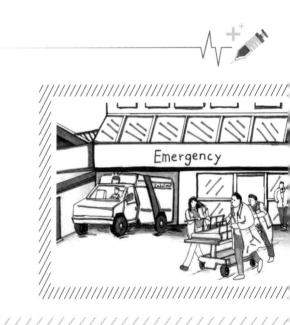

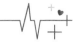

# ▌希波克拉底誓詞[1]▌

## 中文版本

敬稟醫神阿波羅、阿斯克勒庇俄斯、許癸厄亞、帕那刻亞，及天地諸神聖鑒之，鄙人敬謹宣誓：

余願盡己之能力與判斷力之所及，矢守此約。凡授余藝者：余敬如父母，為終身同甘共苦之侶；倘有急需余必接濟。視彼兒女，猶余手足，如欲受業，余無償、無條件傳授之。凡余之所知，無論口授、書傳俱傳之吾子、吾師之子、及立誓守此約之生徒，此外不傳他人。

余願盡己之能力與判斷力之所及，恪守為病家謀福之信條，並避免一切墮落害人之敗行，余必不以毒物藥品與他人，並不作此項之指導，雖人請求亦必不與之，尤不為婦人施墮胎之術。余願以此純潔神聖之心，終身執行余之職務。至於手術，另待高明，余不施之，遇結石患者亦然，惟使專匠為之。

無論何適何遇，逢男或女，民人奴隸，余之唯一目的，為病家

---

[1] 中文版本資料來源: Retrieved February 20, 2016, from https://zh.wikipedia.org/wiki/%E5%B8%8C%E6%B3%A2%E5%85%8B%E6%8B%89%E5%BA%95%E8%AA%93%E8%A9%9E; 英文版本資料來源: *Copland, James* (1825). The Hippocratic Oath. *The London Medical Repository 23 (135)*, 258. Retrieved 20 February 2016 from https://books.google.com.tw/books?id=Oe0EAAAAQAAJ&pg=PA258&redir_esc=y#v=onepage&q&f=false; 希臘語原文資料來源: *Hippocrates of Cos* (1923). The Oath. *Loeb Classical Library*, 147, 298–299. doi:10.4159/DLCL. hippocrates_cos-oath.1923. Retrieved February 20, 2016, from http://www.loebclassics.com/view/hippocrates_cos-oath/1923/pb_LCL147.299.xml

謀福，並檢點吾身，不為種種墮落害人之敗行，尤不為誘姦之事。凡余所見所聞，不論有無業務之牽連，余以為不應洩漏者，願守口如瓶。

倘余嚴守上述之誓詞，願神僅僅使余之生命及醫術，得無上之光榮；余苟違誓，天地鬼神共殛之！

## 英文版本

## Hippocratic Oath

I swear by Apollo the physician, and Aesculapius the surgeon, likewise Hygeia and Panacea, and call all the gods and goddesses to witness, that I will observe and keep this underwritten oath, to the utmost of my power and judgment.

I will reverence my master who taught me the art. Equally with my parents, will I allow him things necessary for his support, and will consider his sons as brothers. I will teach them my art without reward or agreement; and I will impart all my acquirement, instructions, and whatever I know, to my master's children, as to my own; and likewise to all my pupils, who shall bind and tie themselves by a professional oath, but to none else.

With regard to healing the sick, I will devise and order for them the best diet, according to my judgment and means; and I will take care that they suffer no hurt or damage.

Nor shall any man's entreaty prevail upon me to administer poison to anyone; neither will I counsel any man to do so. Moreover, I will give no sort of medicine to any pregnant woman, with a view to destroy the child.

Further, I will comport myself and use my knowledge in a godly manner.

I will not cut for the stone, but will commit that affair entirely to the surgeons.

Whatsoever house I may enter, my visit shall be for the convenience and advantage of the patient; and I will willingly refrain from doing any injury or wrong from falsehood, and （in an especial manner） from acts of an amorous nature, whatever may be the rank of those who it may be my duty to cure, whether mistress or servant, bond or free.

Whatever, in the course of my practice, I may see or hear （even when not invited）, whatever I may happen to obtain knowledge of, if it be not proper to repeat it, I will keep sacred and secret within my own breast.

If I faithfully observe this oath, may I thrive and prosper in my fortune and profession, and live in the estimation of posterity; or on breach thereof, may the reverse be my fate！

希臘語原文：

ὄμνυμι Ἀπόλλωνα ἰητρὸν καὶ Ἀσκληπιὸν καὶ Ὑγείαν καὶ Πανάκειαν καὶ θεοὺς πάντας τε καὶπάσας, ἵστορας ποιεύμενος, ἐπιτελέα ποιήσειν κατὰ δύναμιν καὶ κρίσιν ἐμὴν ὅρκον τόνδε καὶσυγγραφὴν τήνδε：

ἡγήσεσθαι μὲν τὸν διδάξαντά με τὴν τέχνην ταύτην ἴσα γενέτησιν ἐμοῖς,καὶ βίου κοινώσεσθαι, καὶ χρεῶν χρηΐζοντι μετάδοσιν ποιήσεσθαι, καὶ γένος τὸ ἐξ αὐτοῦἀδελφοῖς ἴσον ἐπικρινεῖν ἄρρεσι, καὶ διδάξειν τὴν τέχνην ταύτην, ἢν χρηΐζωσι μανθάνειν,ἄνευ μισθοῦ καὶ συγγραφῆς, παραγγελίης τε καὶ ἀκροήσιος καὶ τῆς λοίπης ἁπάσης μαθήσιοςμετάδοσιν ποιήσεσθαι υἱοῖς τε ἐμοῖς καὶ τοῖς τοῦ ἐμὲ διδάξαντος, καὶ μαθητῇσισυγγεγραμμένοις τε καὶ ὡρκισμένοις νόμῳ ἰητρικῷ, ἄλλῳ δὲ οὐδενί.

διαιτήμασί τε χρήσομαιἐπ᾽ ὠφελείῃ καμνόντων κατὰ δύναμιν καὶ κρίσιν ἐμήν, ἐπὶ δηλήσει δὲ καὶ ἀδικίῃ εἴρξειν.

οὐδώσω δὲ οὐδὲ φάρμακον οὐδενὶ αἰτηθεὶς θανάσιμον, οὐδὲ ὑφηγήσομαι συμ βουλίηντοιήνδε： ὁμοίως δὲ οὐδὲ γυναικὶ πεσσὸν φθόριον δώσω.

ἁγνῶς δὲ καὶ ὁσίως διατηρήσω βίοντὸν ἐμὸν καὶ τέχνην τὴν ἐμήν.

οὐ τεμέω δὲ οὐδὲ μὴν λιθιῶντας, ἐκχωρήσω δὲ ἐργάτῃσιν ἀνδράσι πρήξιος τῆσδε.

ἐς οἰκίας δὲ ὁκόσας ἂν ἐσίω, ἐσελεύσομαι ἐπ᾽ ὠφελείῃκαμνόντων, ἐκτὸς ἐὼν πάσης ἀδικίης ἑκουσίης καὶ φθορίης, τῆς τε ἄλλης καὶ ἀφροδισίωνἔργων ἐπί τε γυναικείων σωμάτων καὶ ἀνδρώων, ἐλευθέρων τε καὶ δούλων.

ἃ δ᾽ ἂν ἐνθεραπείη ἢ ἴδω ἢ ἀκούσω, ἢ καὶ ἄνευ θεραπείης κατὰ βίον ἀνθρώπων, ἃ μὴ χρή ποτεἐκλαλεῖσθαι ἔξω, σιγήσομαι, ἄρρητα ἡγεύμενος εἶναι τὰ τοιαῦτα.

ὅρκον μὲν οὖν μοι τόνδεἐπιτελέα ποιέοντι, καὶ μὴ συγχέοντι, εἴη ἐπαύρασθαι καὶ βίου καὶ τέχνης δοξαζομένῳ παρἀπᾶσιν ἀνθρώποις ἐς τὸν αἰεὶ χρόνον ː παραβαίνοντι δὲ καὶ ἐπιορκέοντι, τἀναντία τούτων.

# ▌日內瓦宣言：醫生誓詞[1] ▌

## 中文版本

當我成為醫學界的一員：

我鄭重地保證自己要奉獻一切為人類服務。

我將會給予我的師長應有的尊敬和感謝。

我將會憑著我的良心和尊嚴從事我的職業。

我的病人的健康應是我最先考慮的。

我將尊重所寄託給我的秘密，即使是在病人死去之後。

我將會盡我的全部力量，維護醫學的榮譽和高尚的傳統。

我的同僚將會是我的兄弟姐妹。

我將不容許年齡、疾病或殘疾、信仰、民族、性別、國籍、政見、人種、性取向、社會地位或其他因素的考慮介於我的職責和我的病人之間。

我將會保持對人類生命的最大尊重。

我將不會用我的醫學知識去違反人權和公民自由，即使受到威脅。

我鄭重地做出這些承諾，自主的和以我的人格保證。

---

[1] 世界醫學協會一九四八年日內瓦大會採用。此版本為 2006 年 5 月，世界醫學學會修訂版本。中文版本資料來源: Retrieved February 20, 2016, from https://zh.wikipedia.org/wiki/%E6%97%A5%E5%85%A7%E7%93%A6%E5%AE%A3%E8%A8%80。英文版本資料來源: WMA Declaration of Geneva. Retrieved May 13, 2018, from https://www.wma.net/wp-content/uploads/2016/11/Decl-of-Geneva-v2006.pdf1/

## 英文版本

# WMA Declaration of Geneva

AT THE TIME OF BEING ADMITTED AS A MEMBER OF THE MEDICAL PROFESSION：

I SOLEMNLY PLEDGE to consecrate my life to the service of humanity;

I WILL GIVE to my teachers the respect and gratitude that is their due;

I WILL PRACTISE my profession with conscience and dignity;

THE HEALTH OF MY PATIENT will be my first consideration;

I WILL RESPECT the secrets that are confided in me, even after the patient has died;

I WILL MAINTAIN by all the means in my power, the honour and the noble traditions of the medical profession;

MY COLLEAGUES will be my sisters and brothers;

I WILL NOT PERMIT considerations of age, disease or disability, creed, ethnic origin, gender, nationality, political affiliation, race, sexual orientation, social standing or any other factor to intervene between my duty and my patient;

I WILL MAINTAIN the utmost respect for human life;

I WILL NOT USE my medical knowledge to violate human rights and civil liberties, even under threat;

I MAKE THESE PROMISES solemnly, freely and upon my honour.

# WMA Declaration of Geneva[2] （2017 修正版）

## The Physician's Pledge

AS A MEMBER OF THE MEDICAL PROFESSION:

I SOLEMNLY PLEDGE to dedicate my life to the service of humanity;

THE HEALTH AND WELL-BEING OF MY PATIENT will be my first consideration;

I WILL RESPECT the autonomy and dignity of my patient;

I WILL MAINTAIN the utmost respect for human life;

I WILL NOT PERMIT considerations of age, disease or disability, creed, ethnic origin, gender, nationality, political affiliation, race, sexual orientation, social standing or any other factor to intervene between my duty and my patient;

I WILL RESPECT the secrets that are confided in me, even after the patient has died;

I WILL PRACTISE my profession with conscience and dignity and in accordance with good medical practice;

I WILL FOSTER the honour and noble traditions of the medical profession;

I WILL GIVE to my teachers, colleagues, and students the respect

---

[2] 此版本為 2006 年 10 月，世界醫學學會修訂版本。Retrieved  May 13, 2018, from https://www.wma.net/policies-post/wma-declaration-of-geneva/。

and gratitude that is their due;

I WILL SHARE my medical knowledge for the benefit of the patient and the advancement of healthcare;

I WILL ATTEND TO my own health, well-being, and abilities in order to provide care of the highest standard;

I WILL NOT USE my medical knowledge to violate human rights and civil liberties, even under threat;

I MAKE THESE PROMISES solemnly, freely, and upon my honour.

# World Medical Association International Code of Medical Ethics[1]

DUTIES OF PHYSICIANS IN GENERAL

A PHYSICIAN SHALL always exercise his/her independent professional judgment and maintain the highest standards of professional conduct.

A PHYSICIAN SHALL respect a competent patient's right to accept or refuse treatment.

A PHYSICIAN SHALL not allow his/her judgment to be influenced by personal profit or unfair discrimination.

A PHYSICIAN SHALL be dedicated to providing competent medical service in full professional and moral independence, with compassion and respect for human dignity.

A PHYSICIAN SHALL deal honestly with patients and colleagues, and report to the appropriate authorities those physicians who practice unethically or incompetently or who engage in fraud or deception.

A PHYSICIAN SHALL not receive any financial benefits or other incentives solely for referring patients or prescribing specific products.

A PHYSICIAN SHALL respect the rights and preferences of patients, colleagues, and other health professionals.

A PHYSICIAN SHALL recognize his/her important role in

---

[1] 世界醫學會國際醫學倫理法規。一九四九年世界醫學協會採用。此版本為 2006 年 10 月修訂版本。資料來源: Retrieved February 20, 2016 from http://www.wma.net/en/30publications/ 10policies/c8/index.html。

educating the public but should use due caution in divulging discoveries or new techniques or treatment through non-professional channels.

A PHYSICIAN SHALL certify only that which he/she has personally verified.

A PHYSICIAN SHALL strive to use health care resources in the best way to benefit patients and their community.

A PHYSICIAN SHALL seek appropriate care and attention if he/she suffers from mental or physical illness.

A PHYSICIAN SHALL respect the local and national codes of ethics.

## DUTIES OF PHYSICIANS TO PATIENTS

A PHYSICIAN SHALL always bear in mind the obligation to respect human life.

A PHYSICIAN SHALL act in the patient's best interest when providing medical care.

A PHYSICIAN SHALL owe his/her patients complete loyalty and all the scientific resources available to him/her. Whenever an examination or treatment is beyond the physician's capacity, he/she should consult with or refer to another physician who has the necessary ability.

A PHYSICIAN SHALL respect a patient's right to confidentiality. It is ethical to disclose confidential information when the patient consents to it or when there is a real and imminent threat of harm to the patient or to others and this threat can be only removed by a breach of confidentiality.

A PHYSICIAN SHALL give emergency care as a humanitarian duty unless he/she is assured that others are willing and able to give such care.

A PHYSICIAN SHALL in situations when he/she is acting for a third party, ensure that the patient has full knowledge of that situation.

A PHYSICIAN SHALL not enter into a sexual relationship with his/her current patient or into any other abusive or exploitative relationship.

## DUTIES OF PHYSICIANS TO COLLEAGUES

A PHYSICIAN SHALL behave towards colleagues as he/she would have them behave towards him/her.

A PHYSICIAN SHALL NOT undermine the patient-physician relationship of colleagues in order to attract patients.

A PHYSICIAN SHALL when medically necessary, communicate with colleagues who are involved in the care of the same patient. This communication should respect patient confidentiality and be confined to necessary information.

# ▌南丁格爾誓詞[1] ▌

## 中文版本

餘謹以至誠，
於上帝及會眾面前宣誓：
終身純潔，忠貞職守。
勿為有損之事，
勿取服或故用有害之藥。
盡力提高護理之標準，
慎守病人傢務及秘密。
竭誠協助醫生之診治，
務謀病者之福利。

謹誓

---

[1] 中文版本資料來源： from https://fonursing.kmu.edu.tw。
英文 1893 & 1935 年版本資料來源: The Truth About Nursing
（organization）; from
http://www.truthaboutnursing.org/press/pioneers/nightingale_pledge.html。現
行第三版: Maryland Licensed practical Nurses Association, Inc., from
http://www.mlpna.us/id10.html。 Retrieved May 12, 2018。

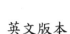 

英文版本

## Nightingale Pledge （原版；1893 年版本）

I solemnly pledge myself before God and in the presence of this assembly to pass my life in purity and to practise my profession faithfully.

I shall abstain from whatever is deleterious and mischievous, and shall not take or knowingly administer any harmful drug.

I shall do all in my power to maintain and elevate the standard of my profession and will hold in confidence all personal matters committed to my keeping and all family affairs coming to my knowledge in the practice of my calling.

I shall be loyal to my work and devoted towards the welfare of those committed to my care.

## Nightingale Pledge （1935 年版本）

I solemnly pledge myself before God and in the presence of this assembly to pass my life in purity and to practise my profession faithfully.

I will abstain from whatever is deleterious and mischievous, and will not take or knowingly administer any harmful drug.

I will do all in my power to maintain and elevate the standard of my profession and will hold in confidence all personal matters committed to my keeping and all family affairs coming to my knowledge in the practice of my calling.

With loyalty will I aid the physician in his work, and as a missioner of health, I will dedicate myself to devoted service for human welfare.

## Practical Nurse Pledge（現行第三版）

Before God and those assembled here, I solemnly pledge;

To adhere to the code of ethics of the nursing profession;

To co-operate faithfully with the other members of the nursing team and to carryout [sic] faithfully and to the best of my ability the instructions of the physician or the nurse who may be assigned to supervise my work;

I will not do anything evil or malicious and I will not knowingly give any harmful drug or assist in malpractice.

I will not reveal any confidential information that may come to my knowledge in the course of my work.

And I pledge myself to do all in my power to raise the standards and prestige of the practical nursing;

May my life be devoted to service and to the high ideals of the nursing profession.

**國家圖書館出版品預行編目（CIP）資料**

助人，簡單且平凡 ： 敘事醫學閱讀反思與寫作/王雅慧編著.
-- 臺中市 ： 王雅慧出版 ： 白象文化事業有限公司代理經
銷，2022.08
　　面 ； 　公分. --（醫學人文叢書系列 ； 10）
ISBN 978-626-01-0217-3(平裝)

1.CST: 醫學教育 2.CST: 醫病關係 3.CST: 文集

410.3　　　　　　　　　　　　　　　111009061

助人，簡單且平凡 ： 敘事醫學閱讀反思與寫作

編著者／王雅慧

出版／王雅慧
代理經銷／白象文化事業有限公司
地址／401 台中市東區和平街 228 巷 44 號
電話／(04)2220-8589 傳真：(04)2220-8505

出版年月／2022年8月
ISBN／978-626-01-0217-3(平裝)
定價／NT$280